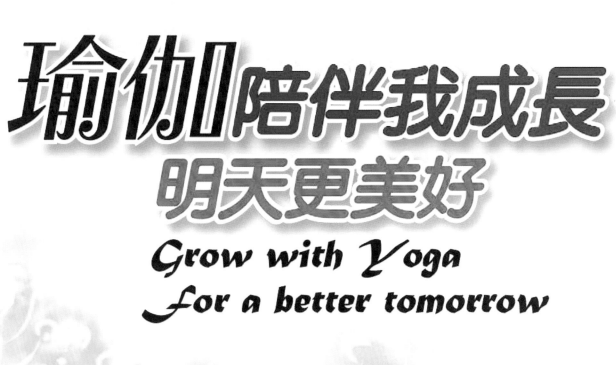

瑜伽陪伴我成長 明天更美好

Grow with Yoga
For a better tomorrow

阿查里亞‧博克里希納（**Acharya Balkrishna**）◎著

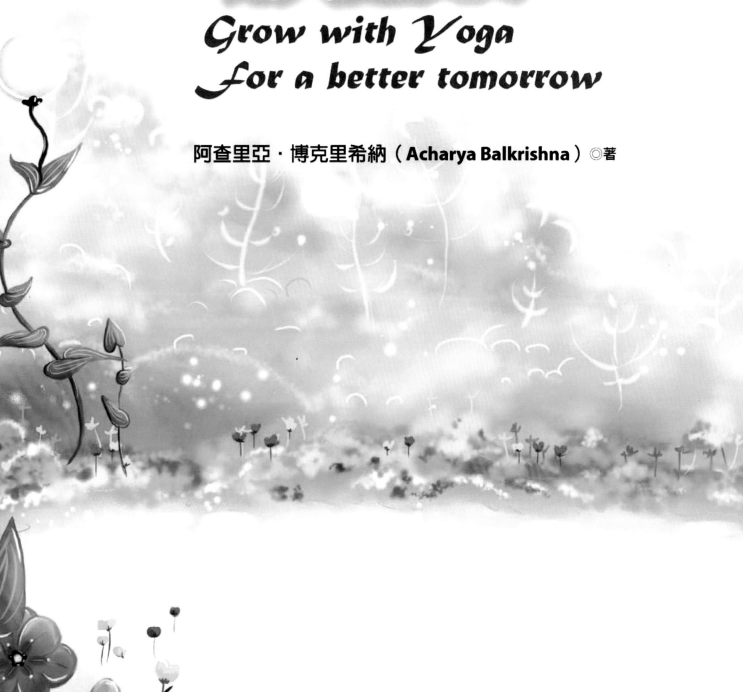

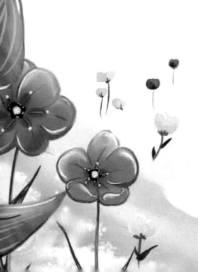

國家圖書館出版品預行編目（CIP）資料

瑜伽陪伴我成長：明天更美好 / 阿查里
亞‧博克里希納（Acharya Balkrishna）
作；The Yellow Coin Communication
Pvt. Ltd.譯. -- 初版. -- 新北市：揚智
文化, 2018.07
　面：　公分
譯自：Grow with yoga : for a better tomorrow

ISBN　978-986-298-292-1（平裝）

1.瑜伽　2.兒童教育

411.15　　　　　　　　　　　107012062

瑜伽陪伴我成長——明天更美好

作　　　者／阿查里亞‧博克里希納（Acharya Balkrishna）
譯　　　者／The Yellow Coin Communication Pvt. Ltd.
出　版　者／揚智文化事業股份有限公司
發　行　人／葉忠賢
總　編　輯／閻富萍
執行編輯／謝依均
地　　　址／22204 新北市深坑區北深路三段 260 號 8 樓
電　　　話／(02)8662-6826
傳　　　真／(02)2664-7633
網　　　址／http://www.ycrc.com.tw
 E-mail　／service@ycrc.com.tw
 I S B N　／978-986-298-292-1
初版一刷／2018 年 7 月
定　　　價／新台幣 350 元

Authorized translation from the TRADE EDITION, entitled GROW
WITH YOGA.
Inspiration and Guidance : Yogarishi Swami Ramdev
Author : Acharya Balkrishna
Copyright : © DIVYA PRAKASHAN (All rights reserved).
Edition : 1st, 04 August, 2016
CHINESE TRADITIONAL language edition published by
YANG-CHIH BOOK CO., LTD., Copyright©2017

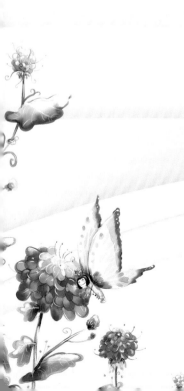

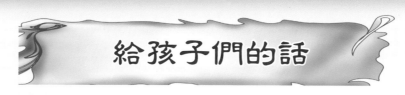

給孩子們的話

親愛的孩子們：

　　有了《瑜伽陪伴我成長》這本書，你們將認識瑜伽，藉著圖畫和有趣的小故事掌握練習瑜伽的方法，邊玩邊學。瑜伽體位非常簡單，只需要模仿樹的姿態、動物的姿態、小鳥的姿態等等。練習瑜伽使我們更健康、更聰明，不會生病。我們也會學習做出各種手部動作。

　　當然，我們也會教你們一些好玩的瑜伽遊戲。孩子們！你們還會學習瑜伽詩歌，以及該吃些什麼。除此之外，你們還將學習正確的坐姿、走路的姿勢、簡單的拜日式、瑜伽體操，以及呼吸控制（調息）的正確知識。

　　有了這本書，你們可以學到簡單實用的瑜伽體位，只要帶著熱情和喜悅自我練習，就能使四肢和全身充滿活力。

　　來吧！讓我們一起學瑜伽，帶上那些從未練過瑜伽的朋友一起學習。

你們的哥哥

阿查里亞‧博克里希納

आचार्य बालकृष्ण

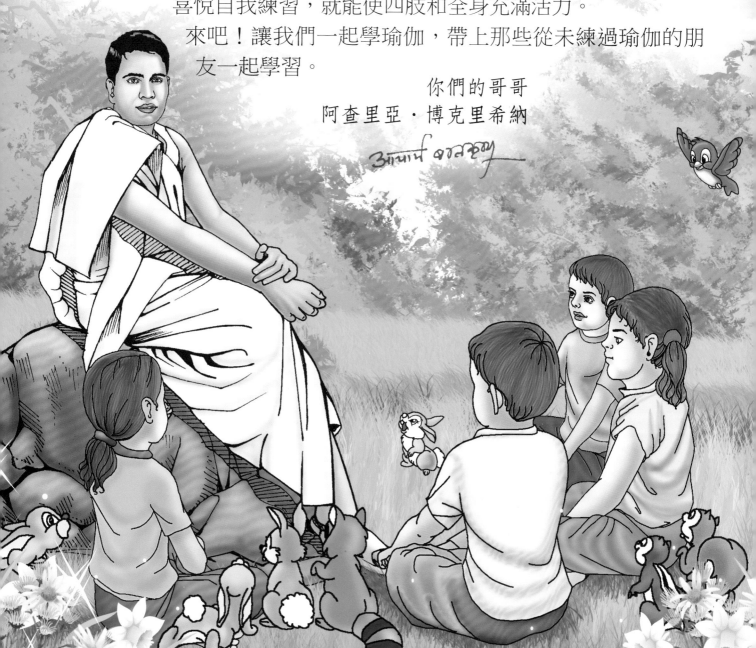

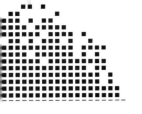

目錄

❖ 祈禱詞　　　　　　　　　　　　　　　　　1

❖ 健康　　　　　　　　　　　　　　　　　　2

【1】練習瑜伽很簡單　　　　　　　　　　　3~8

【2】我們向牠們學習　　　　　　　　　　　9~12

【3】來吧！讓我們這樣搖擺　　　　　　　　13

　　❖ 來吧！讓我們播撒愛心　　　　　　　14

【4】簡單的練習　　　　　　　　　　　　　15-33

　　❖ 練習瑜伽　　　　　　　　　　　　　34

【5】瑜伽體位　　　　　　　　　　　　　　35-53

　　❖ 祈禱詞　　　　　　　　　　　　　　54

【6】拜日式　　　　　　　　　　　　　　　55-60

　　❖ 讓我們的身心更強壯　　　　　　　　61

【7】瑜伽體操　　　　　　　　　　　　　　62-63

　　❖ 讓我們向前進　　　　　　　　　　　64

【8】手部動作（手印）　　　　　　　　　　65-67

　　❖ 在玩耍中練習瑜伽　　　　　　　　　68

【9】感受你的呼吸　　　　　　　　　　　　69-72

【10】遊戲：訓練你的呼吸　　　　　　　　73-75

【11】調息　　　　　　　　　　　　　　　76-87

【12】飲食的特性　　　　　　　　　　　　88-95

【13】瑜伽遊戲　　　　　　　　　　　　　96-100

　　❖ 好孩子　　　　　　　　　　　　　　101

【14】聽故事　　　　　　　　　　　　　　102-104

　　❖ 練習　　　　　　　　　　　　　　　105-116

　　❖ 給老師和家長的指導建議　　　　　　117-120

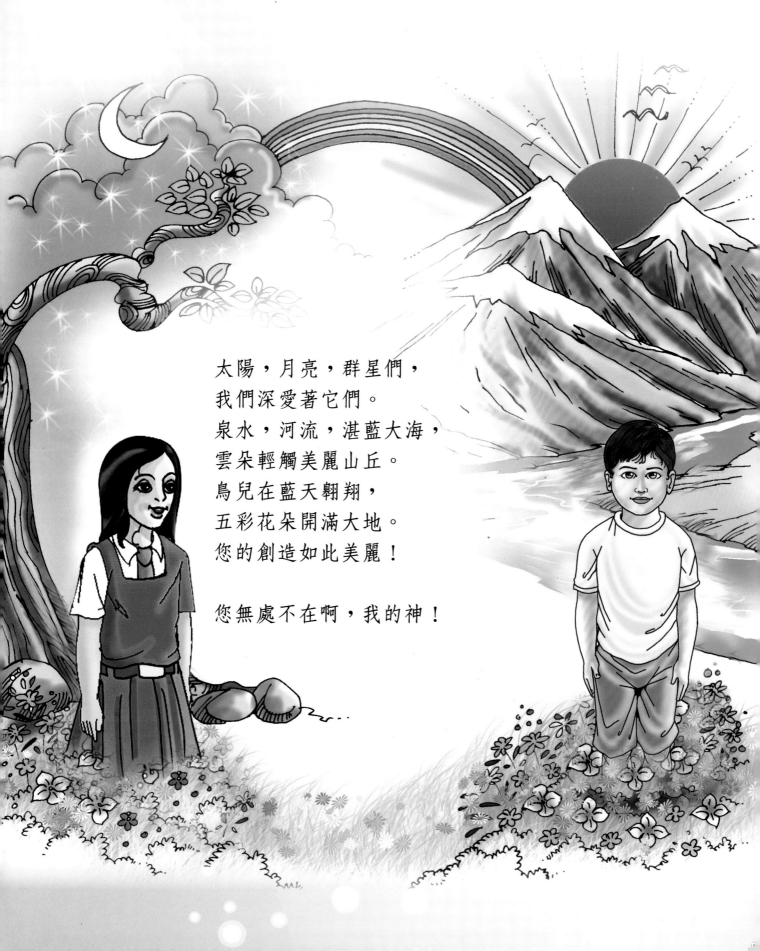

祈禱詞

太陽，月亮，群星們，
我們深愛著它們。
泉水，河流，湛藍大海，
雲朵輕觸美麗山丘。
鳥兒在藍天翱翔，
五彩花朵開滿大地。
您的創造如此美麗！

您無處不在啊，我的神！

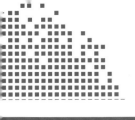

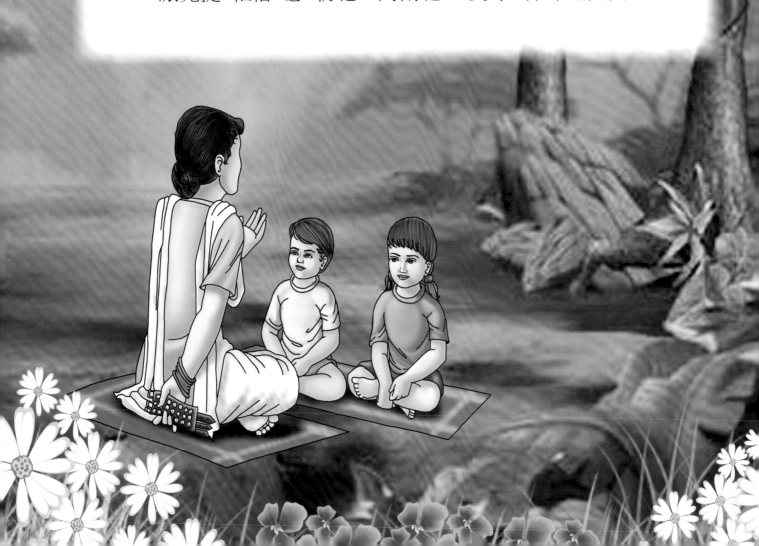

嗡 薩哈哪瓦瓦度 薩哈瑙烏 布哪度 薩哈偉諒 卡啦瓦瓦海依。
帖加斯偉哪瓦低塔嗎斯度 嗎偉偉灑瓦海依。

阿薩陀 嘛 薩嘎瑪亞
噠嗎嗖 嘛 咒提嘎瑪亞
門托瑪，瑪塔 嘎瑪亞。

侯姆 阿薩特 瑟 杜拉 巴嘎灣，薩特亞 唪 瓦旦 度。
杜拉 卡啦 嘟嚕塔 提米啦 巴嘎灣，迪瓦 咒提 維塔納 度。
嘸如育 斑哈哪 瑟 初噠，阿瑪啦瓦 呵 巴嘎灣 度。
派克提 帕僧 瑟 初噠，阿南噠，曼呼 唪 帕哪 度。

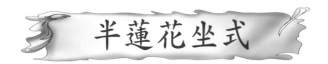

半蓮花坐式

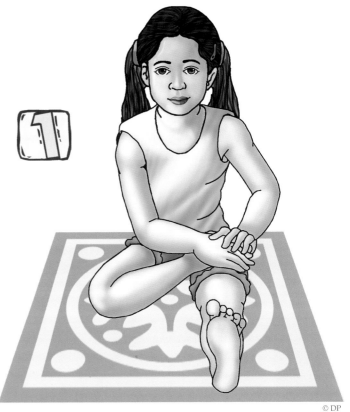

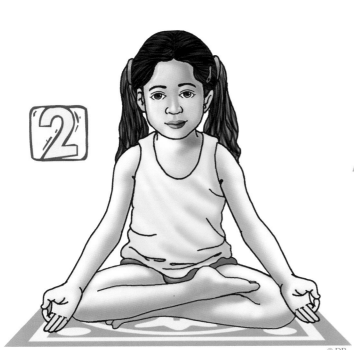

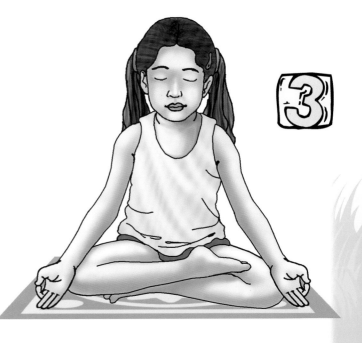

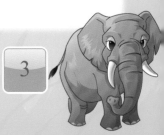

金刚坐式

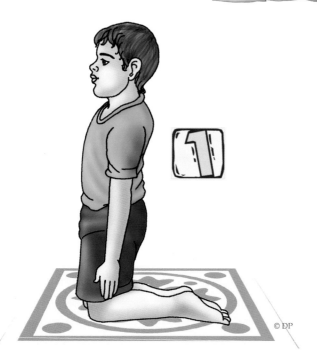 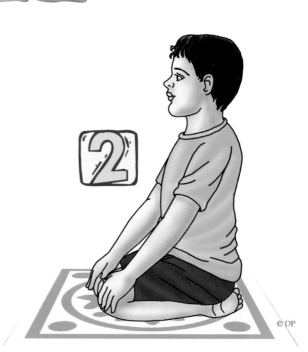

半月式

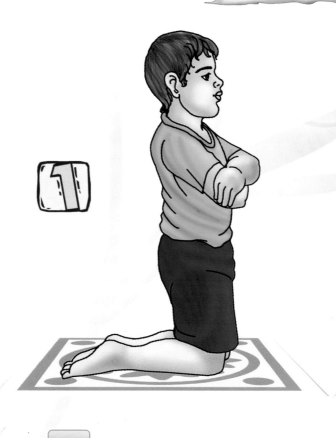 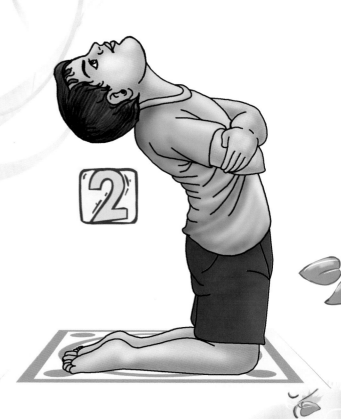

單腿平衡式

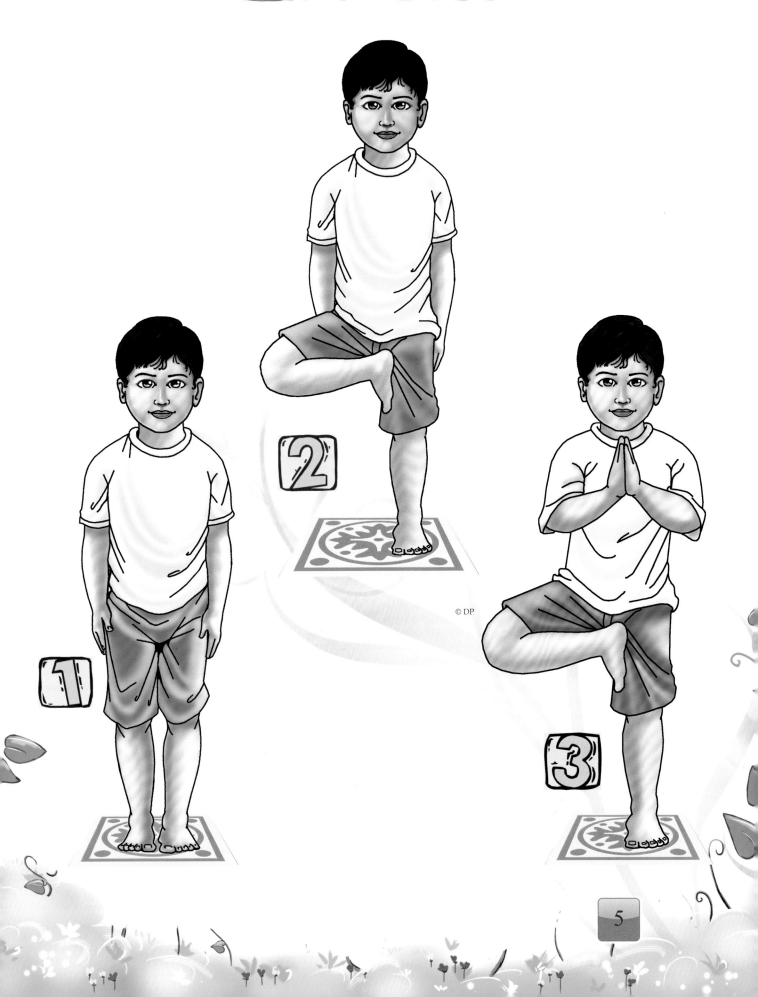

風吹樹式

從右邊開始

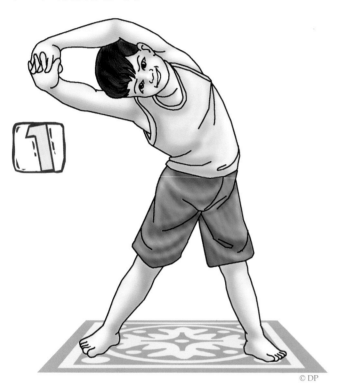

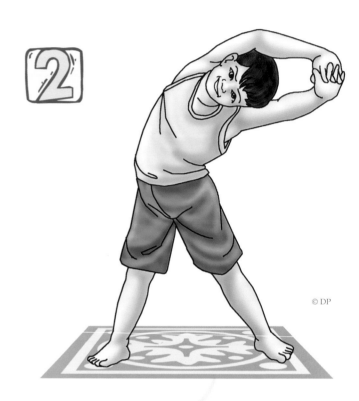

彎腰

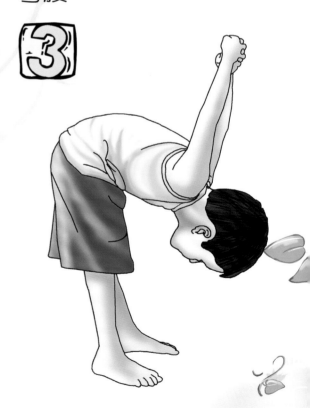

站立轉體式

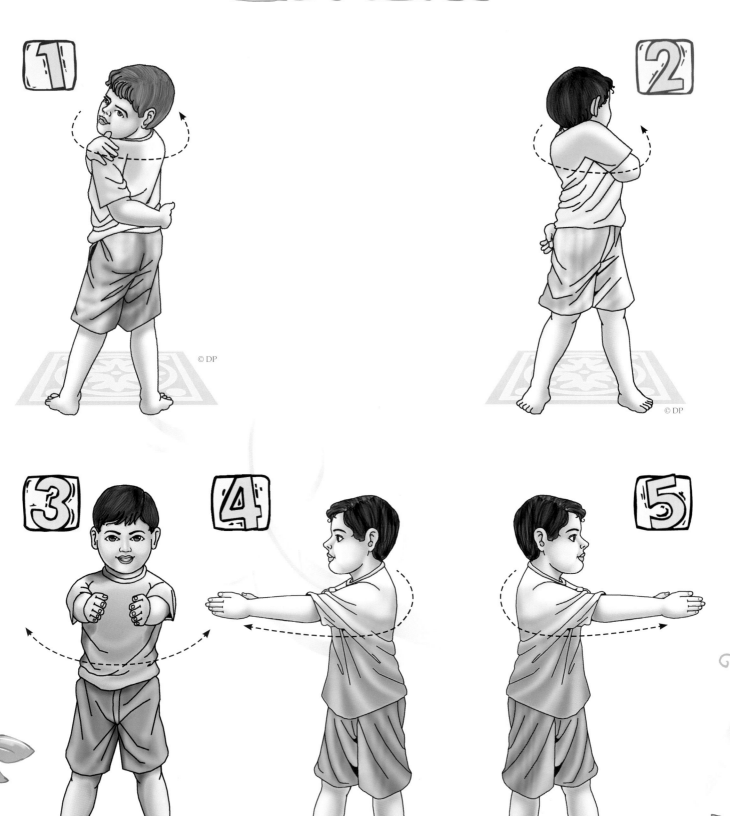

駱駝式

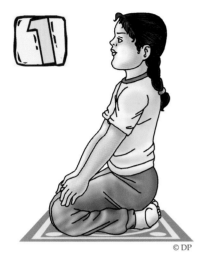 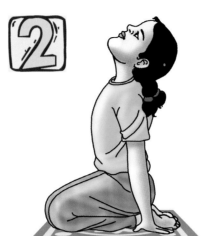 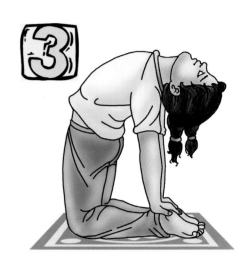

鱷魚式-1

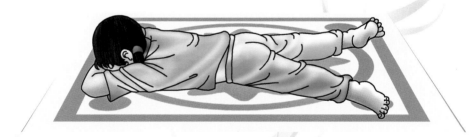

鱷魚式-2

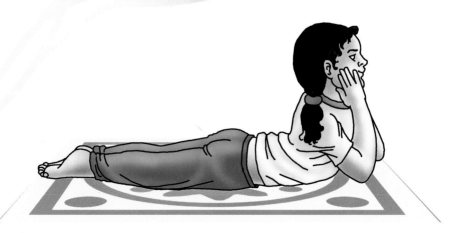

我們向牠們學習

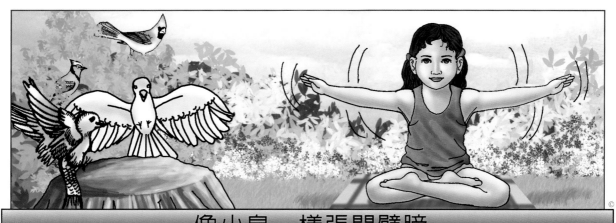

像小鳥一樣張開臂膀

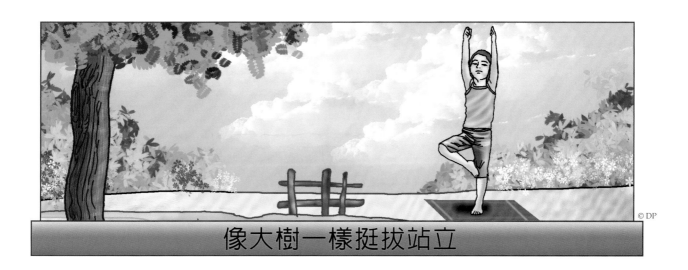

像大樹一樣挺拔站立

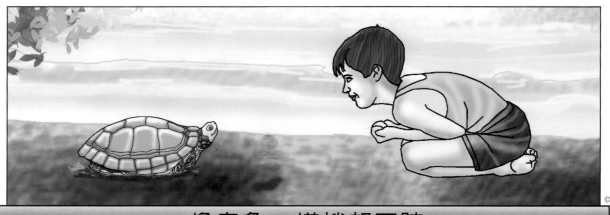

像烏龜一樣蜷起四肢

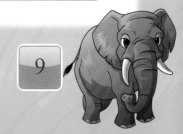

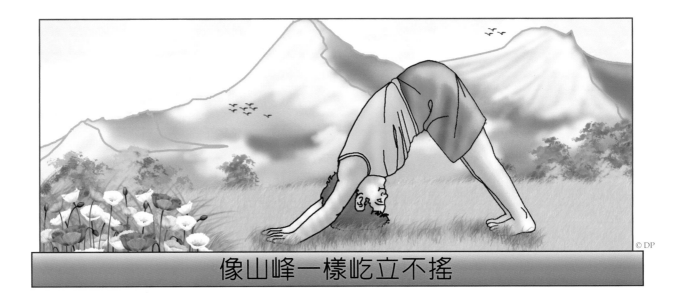

像山峰一樣屹立不搖

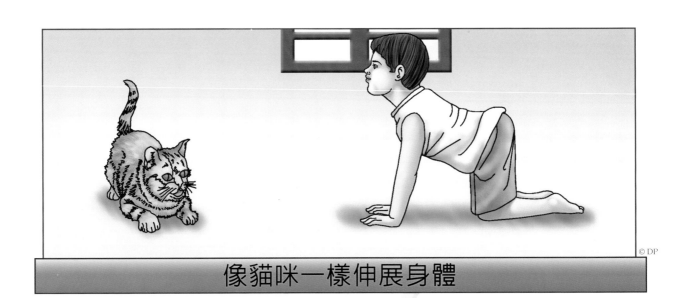

像貓咪一樣伸展身體

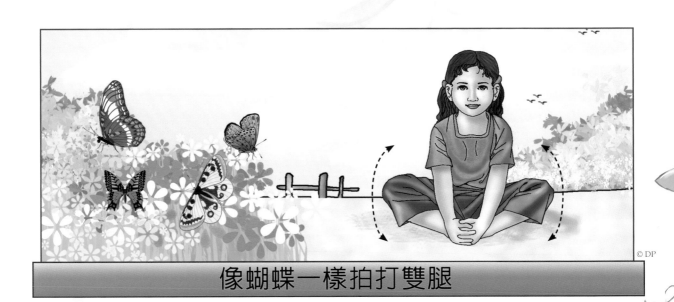

像蝴蝶一樣拍打雙腿

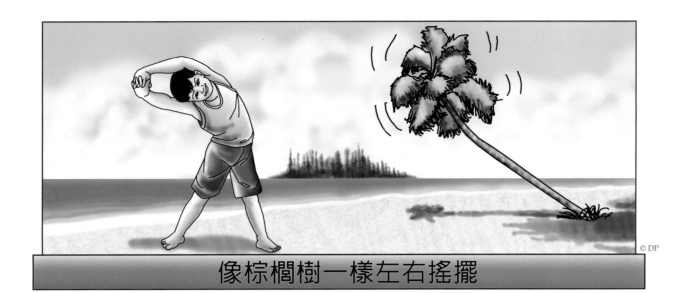

像棕櫚樹一樣左右搖擺

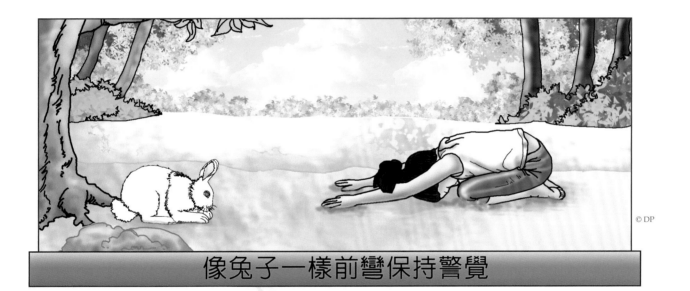

像兔子一樣前彎保持警覺

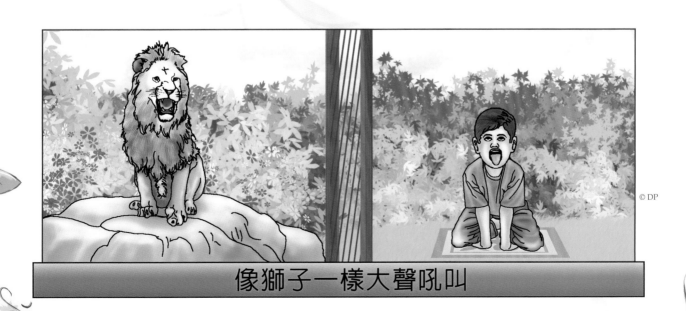

像獅子一樣大聲吼叫

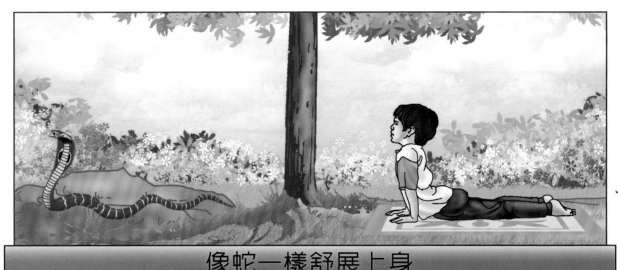

像蛇一樣舒展上身

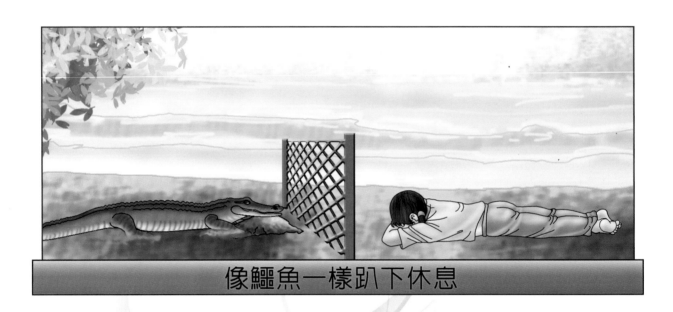

像鱷魚一樣趴下休息

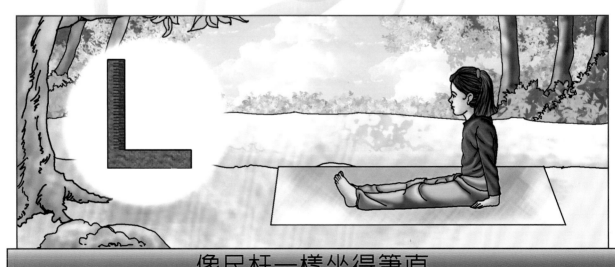

像尺杆一樣坐得筆直

風吹樹式

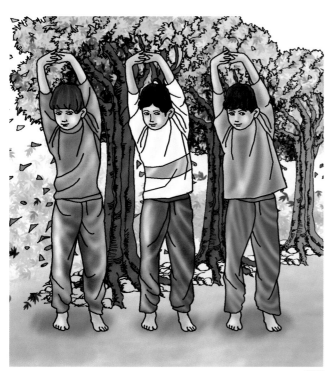

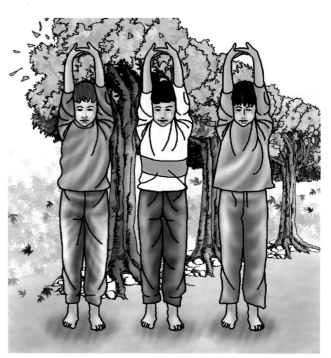

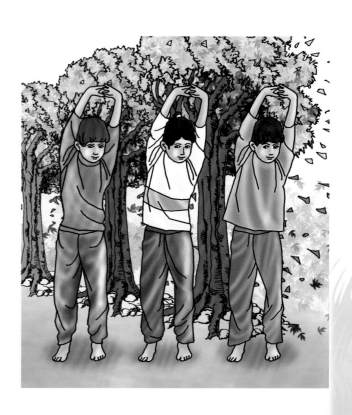

沙，沙……風在低吟，
樹木擺向右。
我們也朝右彎。

沙，沙……風在低吟，
樹木擺向左。
我們也朝左彎。

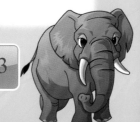

一隻小狗餓了，索努給牠一點麵包，聽牠開心地汪汪叫。

看見受傷的小兔子，拉齊亞給牠急救和醫療。

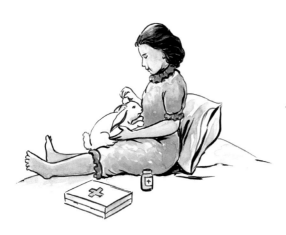

小麻雀們來到屋頂。薩娜撒了些穀粒。
小麻雀們吃個精光，不剩一粒。

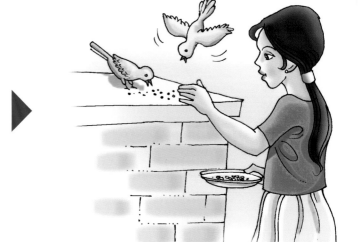

簡單的練習可以使我們的身體更強壯、更柔韌。它能增加我們的體力，讓我們在工作和學習中精力充沛。所以，我們在學習瑜伽體位前先要做這些簡單的練習。讓我們坐在操場上或任何空曠的地方來做這些練習吧，照著指導，分別鍛鍊四肢、頸部、背部和眼睛等部位。

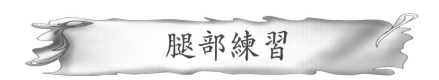

腿部練習

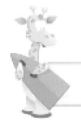

讓我們這樣做

用雙手托住一條腿，
來回繞圈。

一條腿放直，
將另一條腿擱在上面。

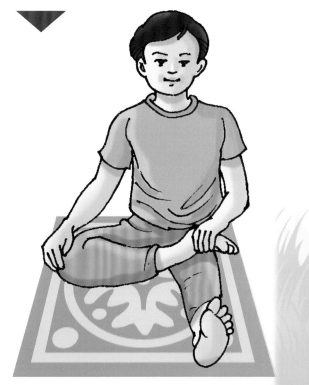

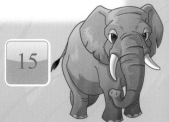

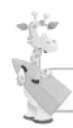

讓我們這樣做

托住一邊的膝蓋，
慢慢地上下移動。

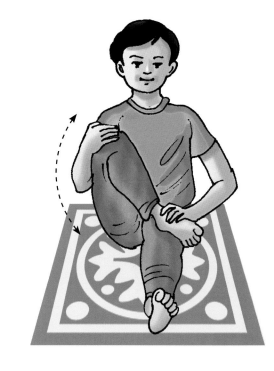

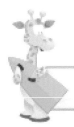

讓我們這樣做

1. 孩子們！把你們的兩隻腳向上繃直。
   現在，把你的兩隻腳併攏。
   掌心向下撐在背後。
2. 手指指向後方。雙手和背部都要挺直。

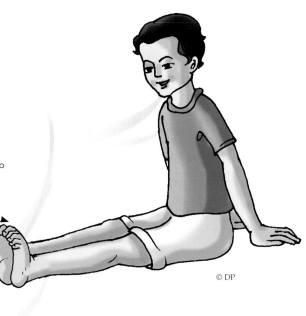

© DP

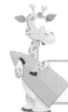

讓我們這樣做

現在把雙腳的腳背向前繃。
然後以同樣的方式向後勾。
注意：這個練習重複5-10次。

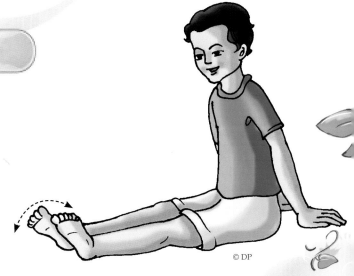

© DP

16

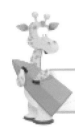

讓我們這樣做

現在把兩隻腳分開一段距離。首先，
用右腳繞圈，然後用左腳繞圈。這個
練習可以使腳和腳趾變得強壯，使你
不容易疲勞。

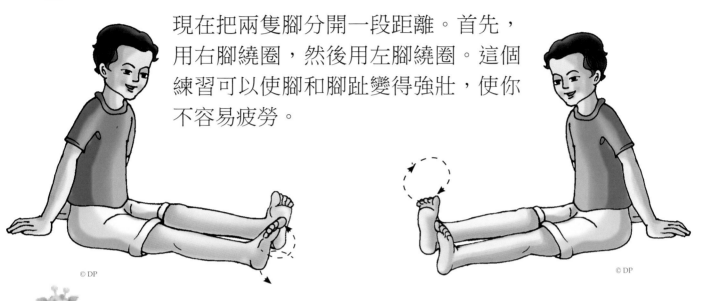

© DP
© DP

讓我們這樣做

1. 彎屈兩腿的膝蓋，使兩隻腳的腳掌相對。
2. 現在，用兩隻手抓住你的腳，膝蓋上下拍打，就像蝴蝶的翅膀一樣。

這個體位稱為「蝴蝶式」，是個有趣的瑜伽體位，孩子們通常樂於練習。

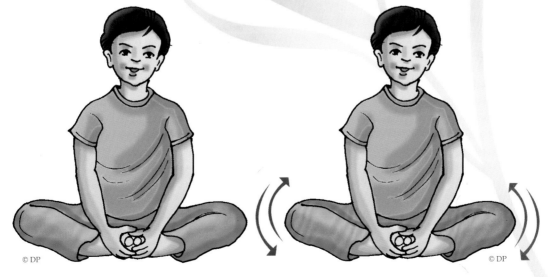

© DP
© DP

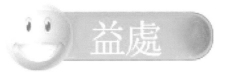

益處

✦ 使你精力充沛。
✦ 緩解雙腿和後背的壓力。
✦ 增加腿部血液循環。

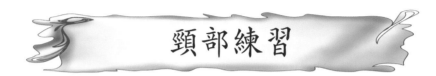

頸部練習

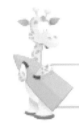

讓我們這樣做

孩子們！先坐下來。背部保持挺直的同時，把脖子往右邊傾斜，試著用你的頭去觸碰右邊的肩膀。然後同樣地，把脖子往左邊傾斜，試著用你的頭去觸碰左邊的肩膀。然後，回到開始的位置。

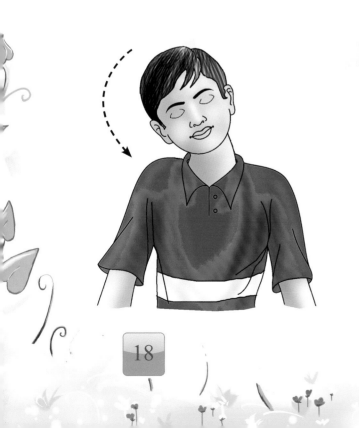

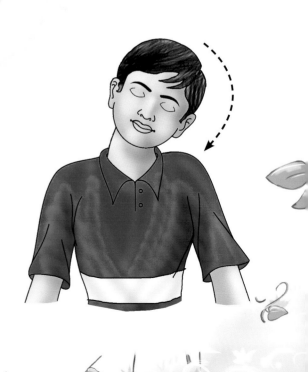

現在，慢慢地吐氣，把脖子和頭低下去，試著用你的下巴去觸碰胸部。然後，一邊吸氣，一邊把頭緩慢輕鬆地向後仰。整個練習重複5次。

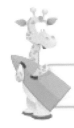

讓我們這樣做

現在，慢慢把你的頭和頸沿順時針方向旋轉。然後朝逆時針方向重複這個動作。

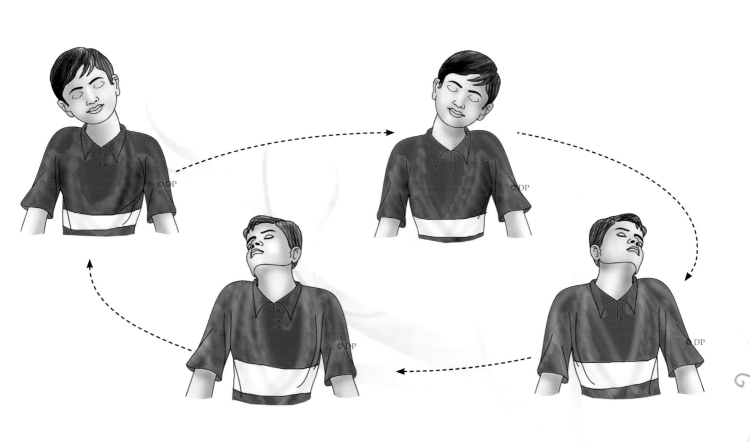

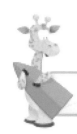

讓我們這樣做

把你的右手掌貼在右耳上方。現在用手掌給頭部施加壓力,同時也感受到頭部給手掌施加的壓力。頭和手保持穩定。這個動作會製造出輕微的震動。現在換你的左手做一遍相同的動作。整個練習重複5次。

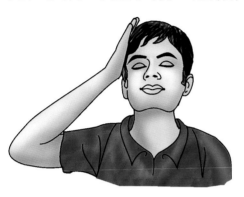 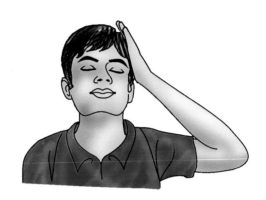

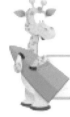

讓我們這樣做

雙手手指交叉,放在腦袋後面。用手向頭部施加壓力,同時頭部也向手掌施加壓力。頭和手保持穩定。這個練習重複5次。

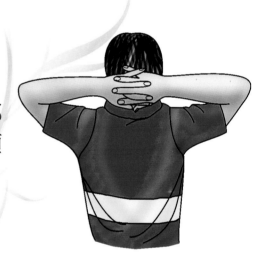

 益處

這個練習可以增加頸部肌肉的柔韌性,使脖子更靈活。

警告

頸部的練習動作要慢,同時身體處於放鬆狀態。

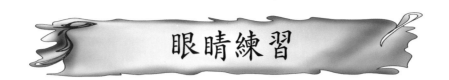

眼睛練習

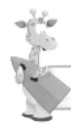
讓我們這樣做

以簡易式或蓮花式的坐式坐下。頭部和頸部保持不動,眼睛上下轉動。
重複這個步驟5-10次。最後,閉上眼睛讓它們休息一下。

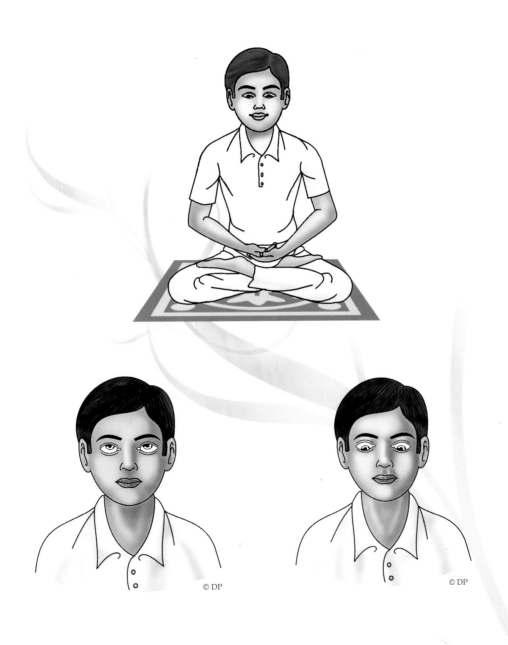

© DP

© DP

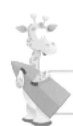

讓我們這樣做

現在，轉動你的眼睛，先向右看，再向左看。
這個練習重複5-10次，然後讓眼睛休息一下。

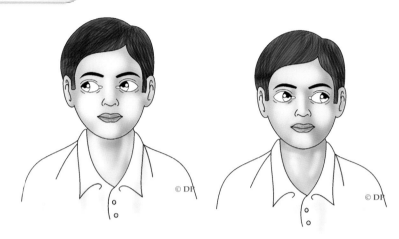

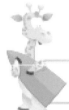

讓我們這樣做

現在，讓眼睛繞圈轉動。先朝上轉，再朝下轉。重複這個步驟5-10次。最後，閉上眼睛讓它們休息一下。

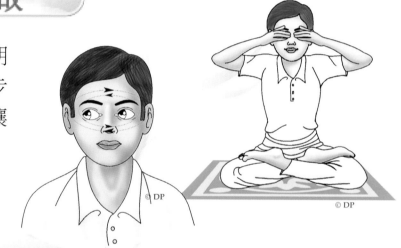

益處

✦ 能夠改善視力。
✦ 能夠強化視覺神經。
✦ 能夠降低眼睛的疲勞度。
✦ 能使注意力更集中。
✦ 能緩解精神壓力和頭痛。

重要提醒

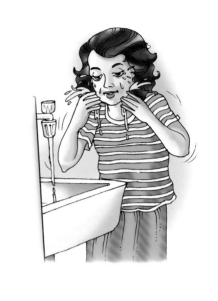

◆ 每天早晚各一次，用清水清洗你的眼睛。始終保持眼部清潔。清洗的方法是，在掌心裡蓄滿水，然後把水灑到眼睛上。

◆ 洗眼睛或揉眼睛之前先清洗你的雙手。

◆ 從外面回家後，第一件事是先洗手再洗眼睛。

◆ 眼睛周圍的皮膚非常嬌嫩，因此必須用一塊軟布擦拭眼睛周圍。

◆ 食用有營養的食物來保持眼睛的健康。你需要多吃水果、牛奶、印度鵝莓和胡蘿蔔，並且經常做眼部運動。

◆ 適當的眼睛保養可以預防近視眼。

◆ 眼睛裡有髒物或眼睛不夠清潔，都可能造成眼睛疾病。因此，必須遵守以上提醒事項。

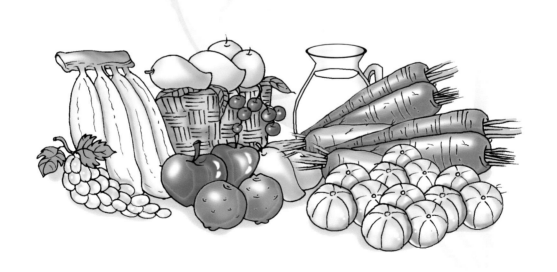

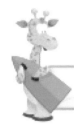

顎部練習

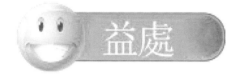

讓我們這樣做

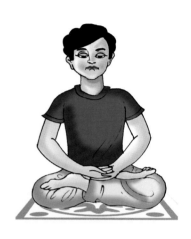

緊閉上下顎，使上顎向下顎施加壓力，同時下顎也給上顎施加壓力。這個練習重複5-10次。

© DP

益處

上下顎肌肉會變得柔韌和強壯。張口更加容易。讓臉部氣色更好。

重要提醒

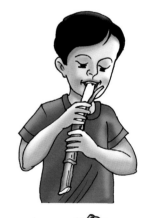

- ✦ 定時刷牙可以使牙齒更加健康和堅固。
- ✦ 每天早晚各一次，用品質好的牙刷清潔牙齒。
- ✦ 如果牙齒出血或有口臭，應及時諮詢牙醫。
- ✦ 試著多吃甘蔗和蘋果、芭樂、印度鵝莓等水果，可以使牙齒更加健康和堅固。

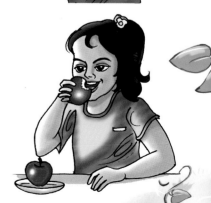

耳朵練習

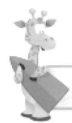

讓我們這樣做

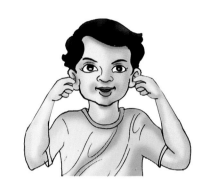

以簡易式或蓮花式坐下。用你的雙手抓住耳朵上半部，慢慢把耳朵向上拉。現在，放開耳朵。這個動作重複5-10次。

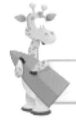

讓我們這樣做

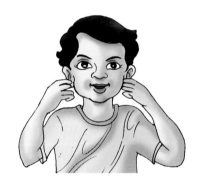

現在，用你的雙手抓住耳朵下半部，慢慢把耳朵向下拉。現在，放開耳朵。這個動作重複5-10次。

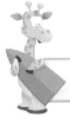

讓我們這樣做

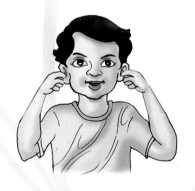

現在，用你的雙手抓住耳朵後部，慢慢把耳朵朝後拉。

益處

耳朵肌肉變得更加柔韌，改善聽力。

重要提醒

耳朵是我們身體的重要器官，需要悉心照顧。以下各點對保護耳朵很重要：

✦ 必須保持耳朵清潔，用柔軟的棉花棒清潔耳朵。

✦ 絕對不可用尖銳的物體如火柴、髮夾等清潔耳朵。這可能造成耳朵內部受傷。

✦ 如果耳朵疼，一定要找耳鼻喉科醫生。

✦ 絕不要用力擊打任何人的耳朵或用力拉拽耳朵。這會造成非常大的傷害，可能會損壞鼓膜，致使聽力喪失。

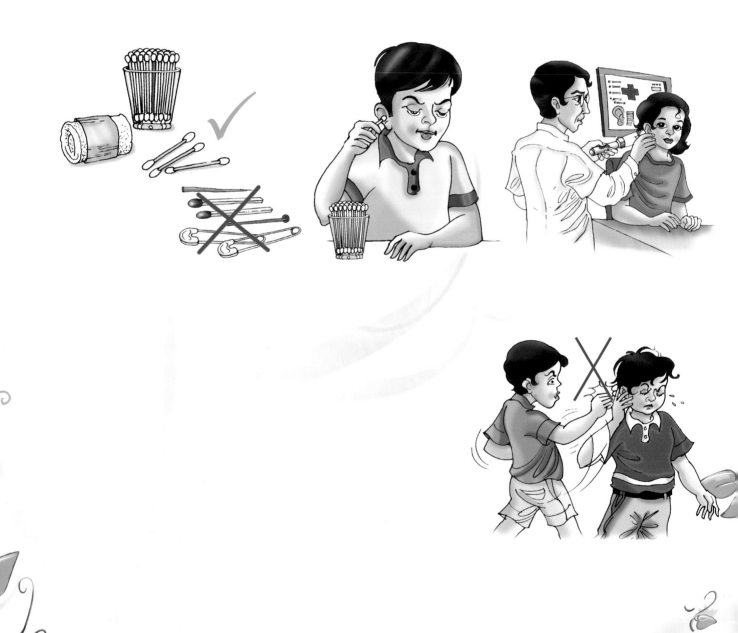

手部的簡單練習

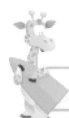

讓我們這樣做

1. 坐在地上，保持雙腿往前伸。
2. 把雙手抬高到與肩齊平的位置。
3. 慢慢捲起手指，再伸直。
4. 現在把手放下休息幾秒。
5. 注意：這個練習重複10-15次。

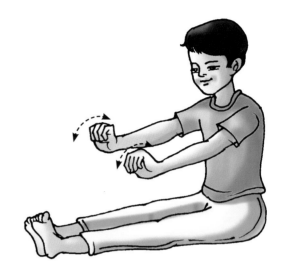

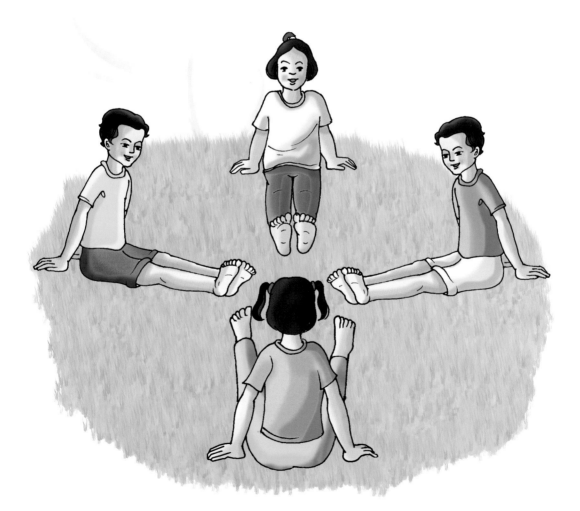

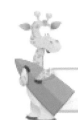

讓我們這樣做

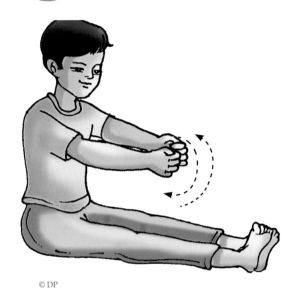

1. 孩子們！再次把雙手抬高到與肩齊平的位置。
2. 首先，大拇指朝掌心扣，然後另外四根手指合起來，握成一個拳頭。
3. 現在把拳頭打開，再合攏。
4. 然後用拳頭繞圈，先順時針再逆時針。

注意：這個練習重複10-15次。每隔幾次後稍作休息。

© DP

讓我們這樣做

1. 伸出雙臂，把掌心攤開在自己面前。
2. 現在慢慢彎曲你的手肘。
3. 用手指觸碰肩膀。
4. 然後再慢慢把手臂伸直。

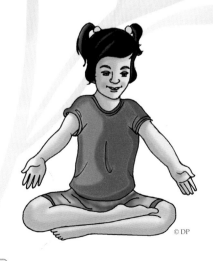

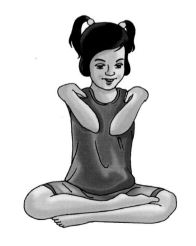

© DP

28

肩膀和手肘的練習

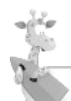

讓我們這樣做

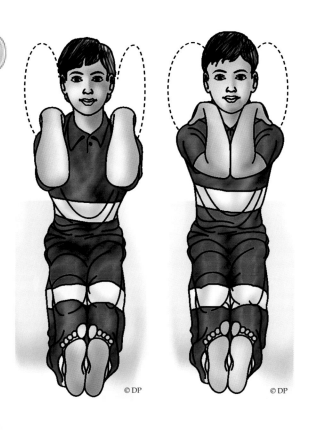

讓同學們一排排坐好來做這些練習。坐成一排做這些練習會產生好看又有趣的效果。

孩子們！

1. 首先，彎曲你們的手肘，把手放在肩上。肘部應該與肩部在同一平面上。現在讓兩個手肘在前面互相觸碰，然後照圖片中的方向畫圈。

2. 重複這個練習6-12次。然後反方向再重複6-12次。

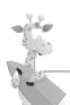

讓我們這樣做

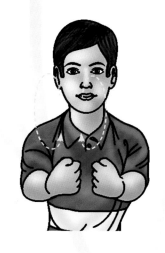

1. 四根手指緊緊握住大拇指，形成一個拳頭。現在把兩個拳頭靠攏，向內畫圈。

2. 記住手肘伸直。重複這個練習6-12次。然後向外畫圈再重複6-12次。

1. 吸氣的同時，把雙手朝前面打開，打開掌心，伸直手指。
2. 把手指保持在這個位置。
3. 呼氣的同時，讓手部回到之前的位置。
4. 重複這個練習8-10次。

益處

1. 提高肩關節的柔韌性和活動範圍。
2. 增強肩部和背部的肌肉。
3. 緩解學習時（以同一個姿勢坐著讀書、寫字、畫畫等）所產生的疼痛和疲勞感。

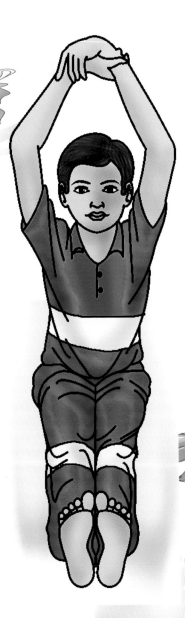

背部練習

讓我們這樣做

1. 坐直，雙腿往前伸直，兩腳互相觸碰。
2. 現在用一隻手握住另一隻手的手腕，兩隻手一起向上舉。
3. 孩子們！現在吸氣的同時，用左手把右手向頭的右後方拉升。記住，脖子和頭始終保持正直。
4. 現在呼氣的同時，身體坐直，雙手向上伸展。

5. 換成左邊重複同樣的練習。

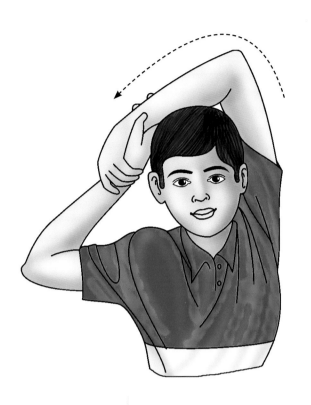 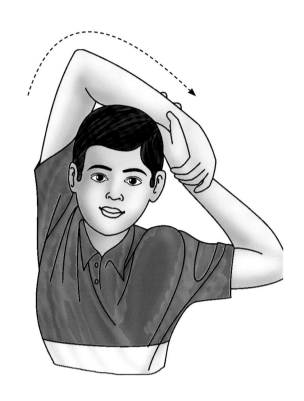

這個練習至少重複6-12次（抓住手腕、向上伸展、向下移向右肩、再次向上伸展、向下移向左肩，這樣為一個來回）。

益處

✦ 肩膀、背部和頸部的肌肉變得更有彈性。
✦ 肌肉變得更強壯，增加工作的效率。
✦ 減輕背部與頸部的僵硬和疼痛。

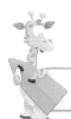

腹部和背部練習

讓我們這樣做

1. 孩子們！坐在地上，雙腿朝你的前方伸直。
2. 交叉扣住十個手指，把它們放在大腳趾上。
3. 現在沿順時針方向，轉動你的雙手和上半身，畫一個大圈。當手到達大腿上方時朝後仰，當手到達兩腳上方時朝前屈。這個動作很像砂輪的運作。沿逆時針方向重複這個練習，然後休息片刻。

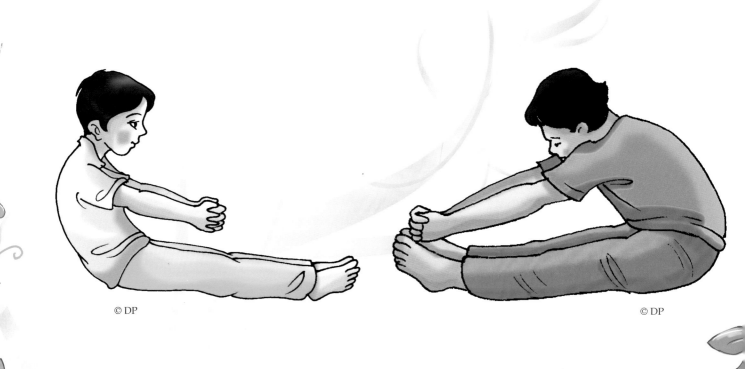

© DP   © DP

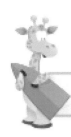

讓我們這樣做

1. 向前打開你的雙腿，兩腿間保持一定距離。
2. 抬起手臂與肩齊平。
3. 現在用你的右手抓住左腳的大腳趾。
4. 左手向後伸，同時，脖子也轉向同樣的方向。
5. 朝另一個方向重複這個動作。
6. 注意：重複這個練習5-10次。

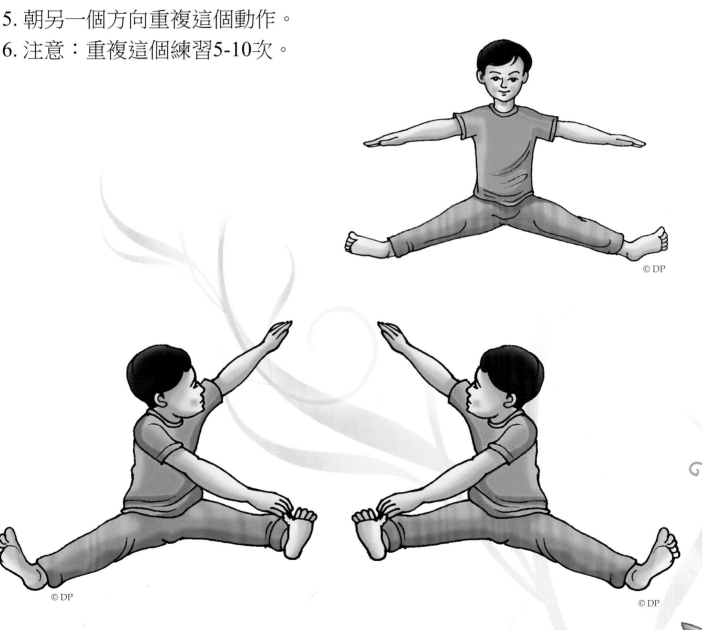

© DP

© DP

© DP

33

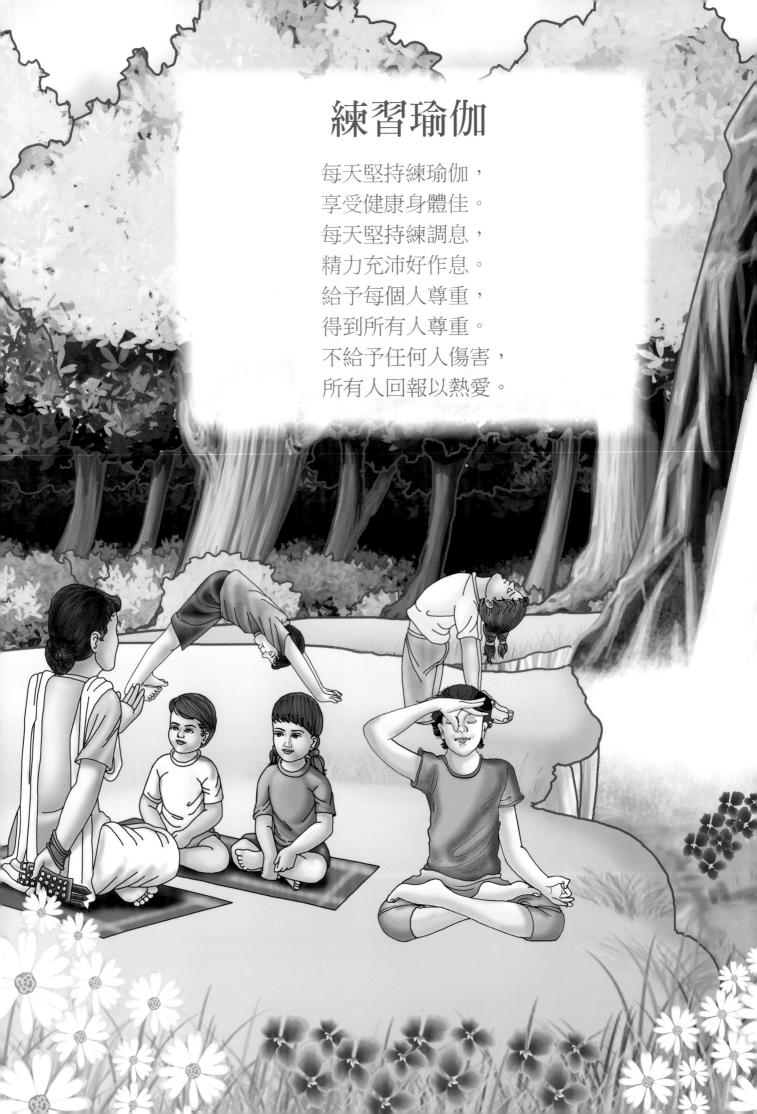

練習瑜伽

每天堅持練瑜伽，
享受健康身體佳。
每天堅持練調息，
精力充沛好作息。
給予每個人尊重，
得到所有人尊重。
不給予任何人傷害，
所有人回報以熱愛。

瑜伽體位

瑜伽體位（Yogāsana）這個詞由兩部分組成：瑜伽（Yog）和體位（Āsana），意思是我們擺出不同的姿勢。就比如樹（Vriksh）＋體位（Āsana）＝樹式（Vriksāsana）。這些姿勢和動物及鳥類的特性非常相似。這就是為什麼瑜伽體位用動物和鳥的名字來命名的原因。

瑜伽幾千年前在印度誕生，那時候梵文是印度的口語，所以瑜伽體位是用梵文命名的。

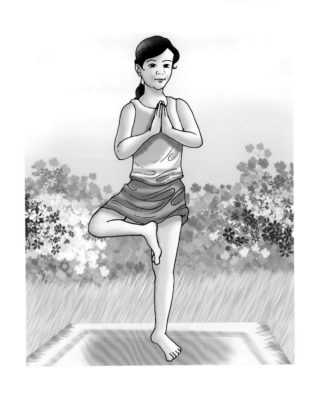

練習瑜伽可使身體健康強壯，使注意力更集中，同時使身體免受多種疾病侵襲。

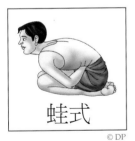 蛙式 © DP

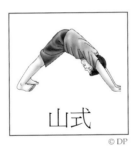 臥龜式 © DP

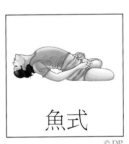 山式 © DP

魚式 © DP

棕櫚樹式 © DP

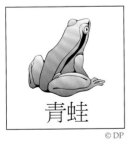 青蛙 © DP

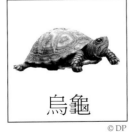 烏龜 © DP

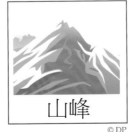 山峰 © DP

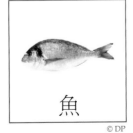 魚 © DP

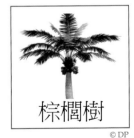 棕櫚樹 © DP

＊本書體位法、手印、調息法名稱中梵文對照表，請至揚智文化網站http://ycrc.com.tw 教學輔助專區下載。

練習瑜伽前的重要提示

1. 必須在一個整潔、安靜的環境中練習瑜伽體位。理想的地點包括通風良好的房間、開闊的場地、公園、靠河邊或湖邊的地方。

2. 坐下時，可以選擇墊子、毯子、床單、橡膠墊等。唯一需要注意的是，材料表面不易滑，不可導熱和導電。

3. 練習瑜伽體位應該在早上空腹時進行，或者飯後至少3-4小時。清晨是練習瑜伽體位的最佳時間。

4. 早起練習瑜伽的話必須在排便之後。根據情況，可選擇在練習之前或之後洗澡。

5. 練習瑜伽時要穿著輕便的衣服。

6. 不要戴眼鏡練習瑜伽，可能摔壞眼鏡並且傷害到眼睛。

7. 應經常定期練習瑜伽，斷斷續續地練習沒有什麼效果。

8. 為了更好地學習一個體位，一天可以練習1-2次。

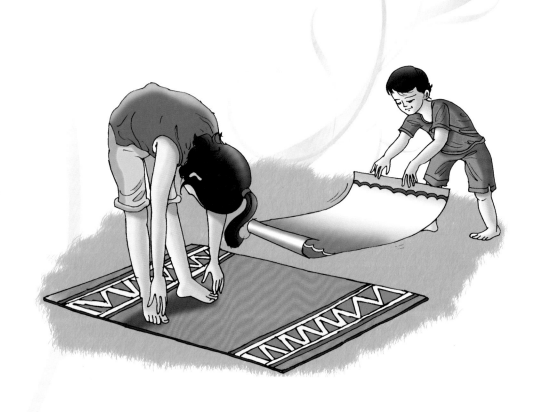

單腿平衡式

「平衡」（Dhruva）的意思是穩定、固定的。這個體位是以一條腿站著練習。該體位可提高穩定性和專注度。

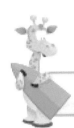

讓我們這樣做

孩子們！首先身體站挺。現在，抬起你的右腳，放到左邊的大腿內側。左腳的大腳趾朝下，腳跟碰到大腿的根部。加入手的動作，在胸前形成合掌式，如圖所示。

保持這個狀態一段時間，然後換腳重複這個練習。

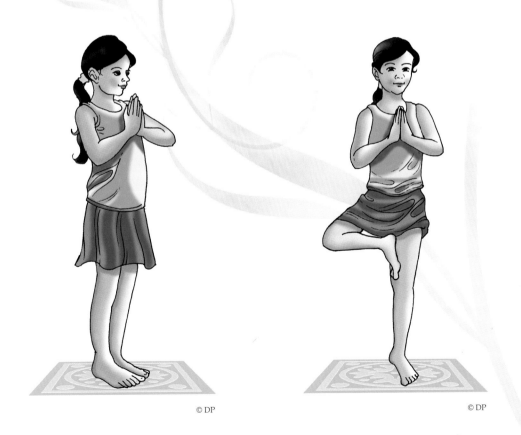

© DP   © DP

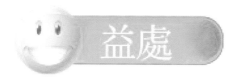

益處

✦ 改善大腦功能。
✦ 強化神經和肌肉。

手碰腳前屈伸展式

這個動作稱為手碰腳前屈伸展式（Pādahastāsana，Pāda=腳，Hasta=手）因為在這個姿勢中，手放在地上，儘量使它靠近腳。

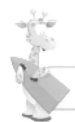

讓我們這樣做

1. 孩子們！首先身體站挺，然後雙手朝前伸出去。

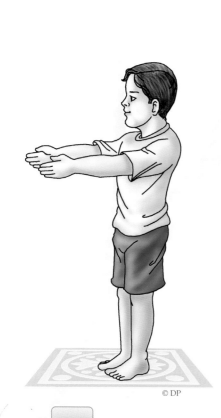
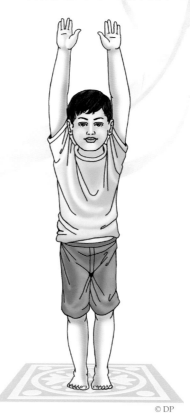
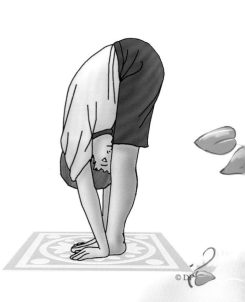

2. 吸氣時，雙手上舉。

3. 呼氣時，彎腰把頭靠近膝蓋。手掌儘量貼近腳趾碰到地面。保持這個姿勢幾秒鐘。

4. 現在，慢慢回來，向上抬起身體，回到直立姿勢。

5. 整個練習重複5次。

 益處

✦ 有利於增加孩子的身高。

✦ 保持脊柱和腸胃健康。

✦ 提高脊椎的彈性。

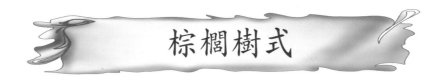

棕櫚樹式

在這個體位中，身體像棕櫚樹一樣，伸展到最極限，所以把這個體位叫作「棕櫚樹式」（Tāḍāsana）（在梵文中，Tāḍā就是「棕櫚樹」的意思）。

讓我們這樣做

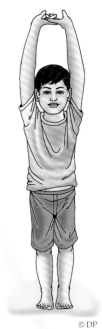

首先，立正站好。現在，一邊吸氣，一邊慢慢把你的雙手向上伸展，掌心朝天空。當你往上伸展雙手時，踮起腳尖。此時身體的全部重量都落在你的腳趾上，整個身體向上展開。

© DP

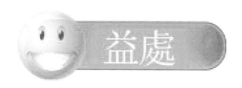

✦ 有利於增加孩子的身高。
✦ 幫助孩子們長高。
✦ 保持心思敏捷。

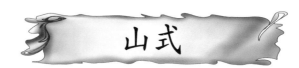 山式

在這個體位中，身體呈現的姿勢看上去像一座山，因此稱之為「山式」（在梵文中，Parvata的意思是「山」）。

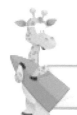 讓我們這樣做

練習這個體位，先要站直，然後一邊吸氣，一邊舉起你的雙手。現在，慢慢向前彎，把手掌撐在地上。再來，慢慢把你的腳往後踏。把頭向內收，腳跟踩到地面

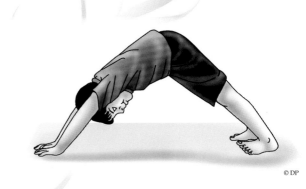

© DP

上，這就是山式。現在，一邊呼氣一邊回到初始位置。在山式中，手和腳保持一小段距離，然後在手掌的幫助下緩慢移動，這就是熊式（用手行走）。

 益處

這個體位能提高注意力，也是增加孩子身高的一個重要體位，使你感覺充滿活力。

風吹樹式

在這個體位中，身體姿勢要像一棵被吹彎的樹。

孩子們！想像此時有一陣大風吹過來，你就像棵樹一樣，被吹得向右倒向左倒。

我們來練習：
 1. 首先以棕櫚樹式站立。
 2. 現在，先向你的右側彎腰，然後向你的左側彎腰。這個步驟重複 10-15次。
 3. 彎下去後稍微停一下，保持幾秒鐘再起身。

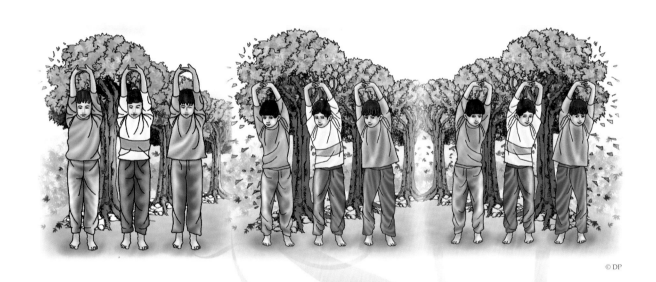

© DP

 ## 益處

 ✦ 這個體位能強化身體的穩定性，增強腿部肌肉。
 ✦ 提高控制力和平衡能力。
 ✦ 提高注意力。
 ✦ 幫助孩子長高，保持上半身的健康。

金剛坐

梵文單詞「Vajra」的意思是「堅硬和強壯的」。在這個體位中，兩條腿的大腿部分是折疊起來的。經常練習這個體位，可使大腿肌肉變得堅硬和強壯。

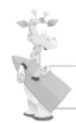

讓我們這樣做

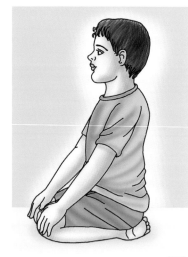

© DP

1. 把雙腿折疊起來，把腳放在屁股下面，腳後跟朝外面，腳趾觸碰到屁股。
2. 在這個狀態中，兩腳的大腳趾互相觸碰。腰部、脖子、頭部保持正直，兩膝蓋也互相靠攏。雙手放在膝蓋上。

益處

✦ 這是一個需要集中注意力的體位，它使心思保持穩定。
✦ 這是唯一一個可以在進食之後練習的體位。這個體位能緩解消化不良、胃酸過多、脹氣和便秘問題。午飯或晚飯後練習這個體位5-15分鐘，有助於更快地消化食物。在常規的瑜伽練習中，這個體位需要練習1-3分鐘。
✦ 它能使腿部和膝蓋的韌帶和肌肉變得強壯。

半月式

在這個體位中，身體姿勢看起來像半個月亮。因此稱為半月式。

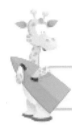

讓我們這樣做

1. 以金剛坐的體位坐下，手掌放在膝蓋上。
2. 雙膝跪地，雙手放在胸前，如圖所示。
3. 一邊吸氣，一邊向將脖子和頭部向後仰，使腰部感受到壓力。
4. 保持這個姿勢一段時間，然後開始呼氣，回到初始位置。重複這個動作5-10次。

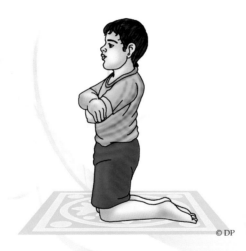
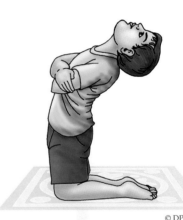

益處

✦ 它對呼吸系統非常有益。
✦ 它能強化肺部。
✦ 它能強壯脊椎。

駱駝式

在這個體位中，身體姿勢看上去像一頭駱駝（Uṣṭra）（在梵文中，Uṣṭra的意思是「駱駝」），因此取名為「駱駝式」。

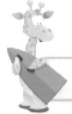

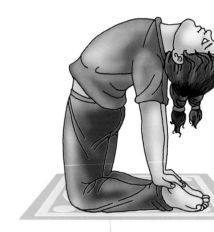

讓我們這樣做

1. 孩子們！首先，以金剛坐的姿勢坐下。
2. 現在，把你們的雙手放在腳後跟上，大拇指朝外面，其餘四指朝內。
3. 在吸氣的過程中，把頭和脖子後仰，腰部向上抬起。吐氣時，坐回到腳趾上。
4. 吸氣時，兩隻手同時放到兩腳跟上，吐氣時，坐回到腳趾上。
5. 重複這個動作3-4次。

益處

◆ 這是一個對呼吸系統非常有益的體位，它能增強肺部。

動物休息式

這個體位稱為動物休息式（Paśu=動物，Viśrāma=休息）是因為它很像

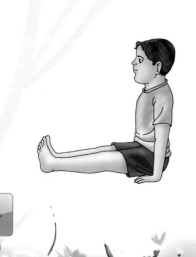

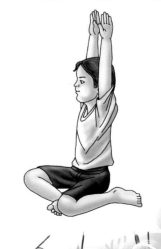

動物處於休息的狀態。因為動物們在這個姿勢（就是動物休息式）的時候最放鬆、最舒服，所以這個體位也能使我們人類充分休息。

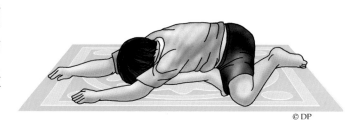

© DP

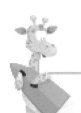

讓我們這樣做

1. 孩子們！先坐下，把你們的兩腿朝前打開。
2. 折起左腿，使小腿、腳趾朝外，腳後跟碰到屁股。然後彎起右腿，使腳掌碰到左邊的大腿。
3. 一邊吸氣，一邊把雙手舉起，吐氣的時候倒向你的右邊，把頭和手放到地上休息。
4. 現在，用另一條腿重複這個練習。

益處

◆ 這個體位使身體充分休息。
◆ 它有助於減肥。
◆ 治療胃部不適。
◆ 提高消化能力。

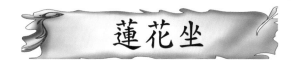

蓮花坐

蓮花坐（Padmāsana）一詞由兩部分組成。「Padmā」的意思是蓮花。在這個體位中，手和腿形成的姿勢看起來就像一朵蓮花的花瓣，因此稱為蓮花坐。

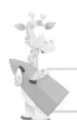

讓我們這樣做

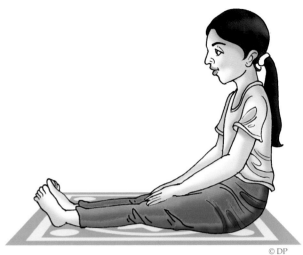

© DP

1. 孩子們！首先坐下，把你們的腿向前伸直。記住，脊椎保持正直。這個姿勢叫做「手杖式」。

2. 現在，彎曲右膝，把右腳放在左腿的大腿上。彎曲左膝，把左腳放在右腿的大腿上。動作輕柔。

3. 這就是蓮花坐。根據你自己的舒適度，可以選擇把雙手放在膝蓋上形成智慧手印的手勢（見67頁），或者把右掌疊在左掌上，一起放在雙盤腿之上。

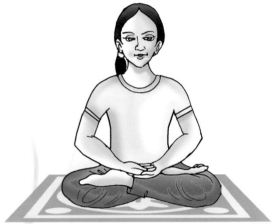

© DP

4. 現在，眼睛看著鼻尖。如果感覺頭疼或眼花，就閉上眼睛。在完全放鬆的狀態下，保持這個姿勢一段時間。

5. 記住，後背保持挺直，正常呼吸。

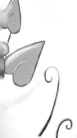

益處

✦ 這個練習對提高注意力非常有幫助，是個有益於學生的體位。

✦ 它能讓你一夜好眠。

✦ 它能幫助增強消化能力。

嬰兒式

嬰兒通常都用這個姿勢休息，因此稱之為嬰兒式。

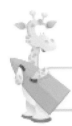

讓我們這樣做

1. 肚子朝下，俯臥在地上。
2. 把頭枕在兩隻手上，一隻手掌疊在另一隻手掌上。腿可以根據自己的舒適度選擇是否蜷起。
3. 在這個狀態下感覺像睡覺時一樣放鬆。

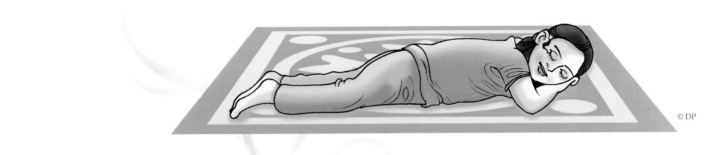

© DP

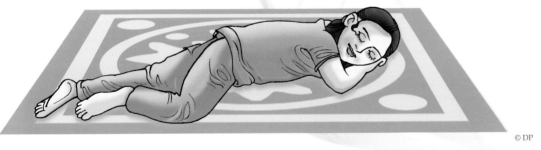

© DP

益處

✦ 這個體位能消除身體和精神的疲勞。
✦ 它能增加腸胃蠕動，治療腸胃不適。

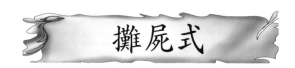

攤屍式

這個體位中，身體完全攤開，像死屍一般，因此稱為攤屍式。

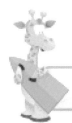

讓我們這樣做

1. 背朝下筆直躺好。
2. 臉朝天空。眼睛閉上，雙手的手掌朝上打開。兩腿之間保持一段距離，腳趾朝外。全身放鬆，注意力集中在呼吸上。
3. 慢慢地吸氣和呼氣。重複4-5次。

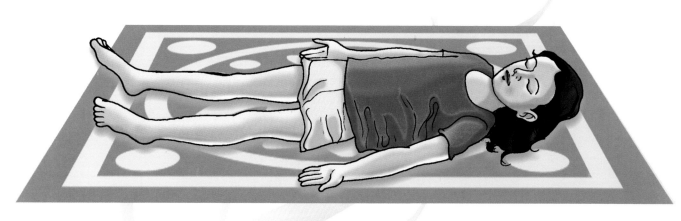

© DP

✦ 現在，試著在腦海中觀察自己身體的每個部位。比如，要求孩子們把注意力集中在雙腳的腳趾時，讓他們在腦子裡想「我的腳趾應該保持健康」。以同樣的方式把注意力分別集中在身體的其它部位。

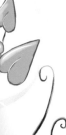

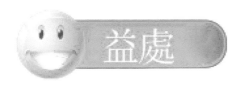
益處

✦ 能釋放身體和心理的壓力，緩解疲勞。
✦ 快速改善失眠的問題。
✦ 它能釋放內心的各種恐懼，使學生更專注地學習。

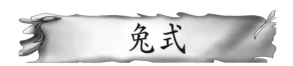
兔式

在這個體位中，你擺出一隻兔子的姿勢，因此，這個體位命名為兔式（在梵文中，Śaśaka的意思是「兔子」）。

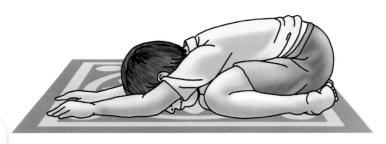

© DP

讓我們這樣做

1. 孩子們！先以金剛坐的姿勢坐下。現在，吸氣舉起雙臂。
2. 吐氣時向前彎腰。儘量向前伸展手臂，把手放到地面上，手掌和肘部貼到地面。額頭也試著碰到地面。
3. 保持這個姿勢幾分鐘，然後回到金剛坐。

益處

✦ 這個體位能活躍腎臟、肝臟、大小腸，減少腰腹部和臀部的脂肪囤積。

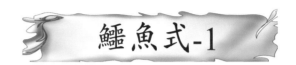

鱷魚式

在這個體位中，會擺出鱷魚的兩種常見姿勢，在梵文中，Makara的意思是「鱷魚」。它有兩種形式：鱷魚式-1和鱷魚式-2。在練習不同的瑜伽體位時，可讓孩子們把鱷魚式穿插其中，作為休息調整的體位。

鱷魚式-1

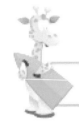

讓我們這樣做

1. 孩子們！首先，肚子朝下俯臥在地面上。手臂打開。
2. 現在，雙手交叉，一隻手掌疊在另一隻手掌上，把頭擱在手掌上休息。
3. 打開你的雙腿，兩腿間保持一呎的距離。
4. 使身體放鬆，這個姿勢能讓你感覺完全的放鬆。

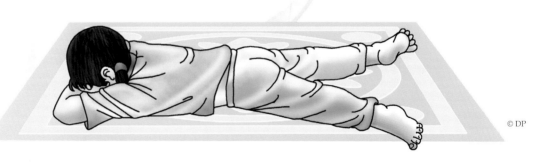

© DP

益處

✦ 這個體位能讓全身都得到休息，它能按摩並啟動腸子的蠕動，緩解胃部不適。後背柔韌性會增強。

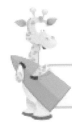

鱷魚式-2

讓我們這樣做

1. 一樣，肚子朝下趴在地上。彎曲兩手臂，下巴擱在手掌上休息，如圖所示。胸部向上抬起。腳踝和兩腿緊靠在一起。
2. 現在，一邊吸氣，彎曲右膝，抬起右腿，使腳後跟碰到屁股，然後吐氣放下右腿。
3. 換左腿重複同樣的步驟。
4. 接下來，一邊吸氣，一邊把雙腿同時抬起，使腳後跟碰到屁股。
5. 現在吐氣，回到起始姿勢。

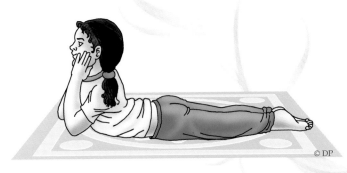
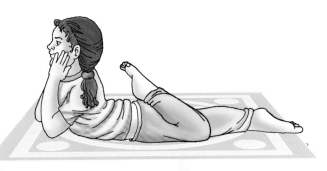

©DP

益處

這個練習可以緩解背部不適，淨化血液，使身體得到休息。它使肺部更健康，對治療膝蓋和背痛也有幫助。

獅子式

這個體位的姿勢看上去像一頭獅子，因此稱之為獅子式（在梵文中，Siṁha的意思是「獅子」）。

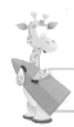

讓我們這樣做

1. 孩子們！首先以金剛坐的姿勢坐下。
2. 如圖所示，兩個膝蓋分開一段距離。雙手撐地，掌心向內。眼睛朝上看，脖子伸出來向上抬起。
3. 一邊吸氣，一邊伸出舌頭，像獅子一樣咆哮。重複這個動作3-4次。
4. 接著，雙手輕輕按摩你的喉嚨，這可以防止喉嚨痛。

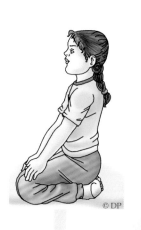
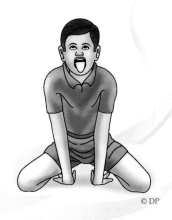
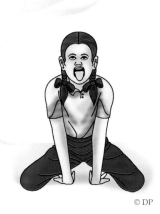

益處

◆ 它能緩解喉嚨不適。
◆ 使聲音更甜美
◆ 對口齒不清的孩子是個很好的練習。

大笑式

在這個體位中，練習者要大聲笑，因此稱之為大笑式 （Hāsya的意思是「大笑」）。

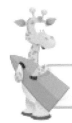

讓我們這樣做

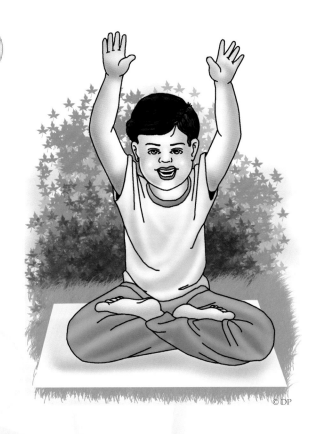

1. 孩子們！首先以蓮花坐、金剛坐或其它讓你感覺舒服的體位坐下。
2. 現在，舉起你的雙手。
3. 然後，一邊向上伸展你的身體，一邊大笑：「哈哈哈哈！！！」
4. 互相看看對方，然後再大笑一次：「哈哈哈哈！！！！」

益處

✦ 它能散播快樂的情緒。
✦ 使臉上煥發光彩。
✦ 心神平靜而快樂。
✦ 還能鍛鍊臉部肌肉。

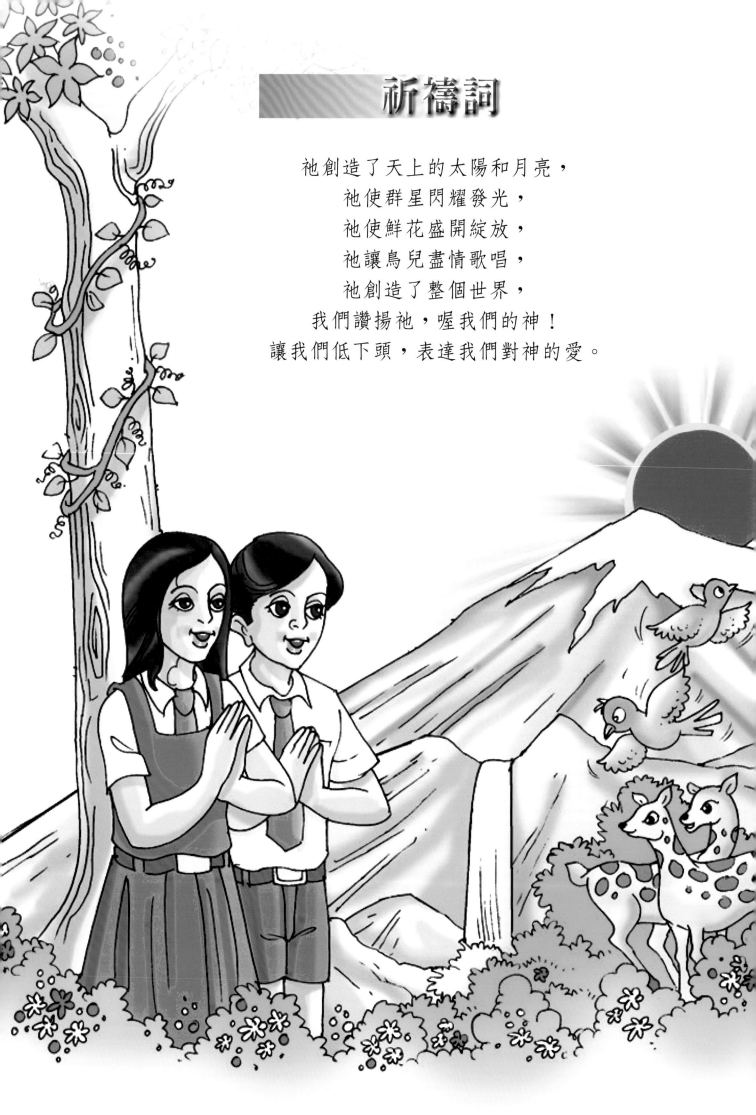

祈禱詞

祂創造了天上的太陽和月亮，
祂使群星閃耀發光，
祂使鮮花盛開綻放，
祂讓鳥兒盡情歌唱，
祂創造了整個世界，
我們讚揚祂，喔我們的神！
讓我們低下頭，表達我們對神的愛。

固定練習拜日式，身體會變得健康有活力。所有的身體器官和組織都會活躍起來，內分泌變得正常。清晨練習拜日式是最好的，尤其是面向東方。這個體位通常需要在空腹狀態下練習會比較舒服。練習所有12個姿勢時，如果在吸氣、閉氣、呼氣上多花一點精力，你將獲得這個體位的最大益處。

這是一組獨立完整的運動。它有12個不同的步驟，被稱為12體位的組合。在做各個步驟時，同學可以稱頌主／神／阿拉／大自然，表現感激之情，比如：

1. 啊，您是全世界的朋友，我們向您致意，對您表示感謝。
2. 啊，萬能的上帝，您創造了世上的萬事萬物；我們向您致意，對您表示感謝。
3. 啊，萬能的神，您主宰了萬物的生命。我們向您致意，對您表示感謝。
4. 啊，光的中心，我們向您致意，對您表示感謝。
5. 啊，萬物之主，您讓天空斗轉星移，我們向您致意，對您表示感謝。
6. 啊，神啊，光明和幸福的中心，我們向您致意，對您表示感謝。
7. 啊，主啊，世界的救主，我們向您致意，對您表示感謝。
8. 啊，主啊，您哺育了這個世界，我們向您致意，對您表示感謝。
9. 啊，神啊，世界的創造者，我們向您致意，對您表示感謝。
10. 啊，神啊，世界的淨化者，我們向您致意，對您表示感謝。
11. 啊，主啊，您趕走了黑暗，散播了光明，我們向您致意，對您表示感謝。

拜日式的基本規則

1. 拜日式在清晨練習效果更好。

2. 完成拜日式的全部12個動作稱為一輪。為了達到最佳效果，你必須練習10-15輪。

3. 練習12個動作時，必須認真對待吸氣、閉氣、呼氣。它們的意思是：

    a. 吸氣就是吸入空氣。

    b. 閉氣就是既不吸氣也不呼氣。

    c. 呼氣就是呼出空氣。

4. 我們不能在生病時練習拜日式，但是，如果有瑜伽老師的指導，也可以慢慢練習。

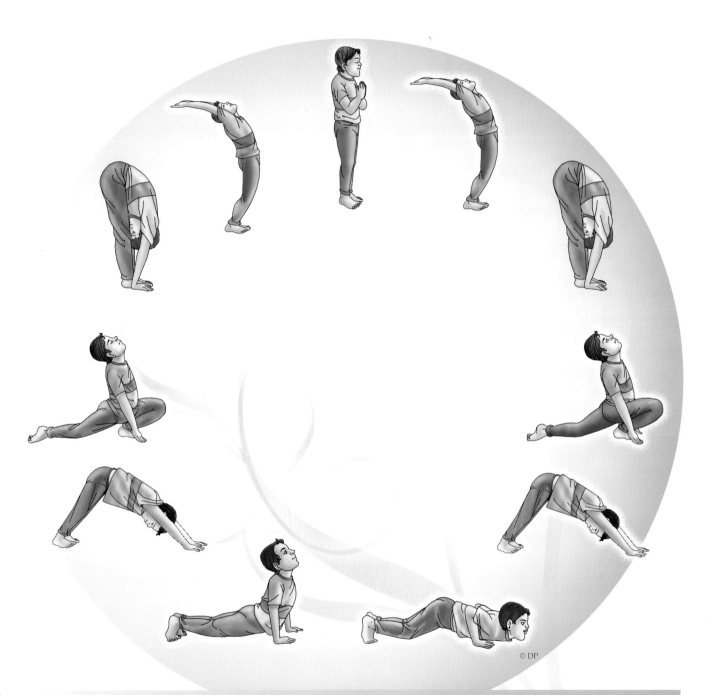

為了變得神采奕奕，聰明伶俐，
我們需要學習拜日式。

姿勢1：清晨或空腹狀態，當你想練習拜日式時，首先以祈禱式站立，雙手在胸前合十。兩隻腳的腳後跟和大腳趾都要互相觸碰。

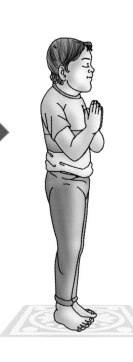

姿勢2：吸氣，向前打開雙手，將它們向後伸展。眼睛看著天空，腰盡可能向後伸。

姿勢3：呼氣，雙手從後面收回，向前碰到地面，放在兩隻腳的兩邊。如果可以，把手掌貼在地面的同時，用頭去碰你的膝蓋。

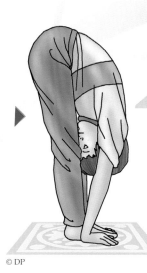

姿勢4：現在蹲下，把雙手放在地面上。抬起左腿，向後伸。右腿保持在兩手之間，膝蓋在胸前，腳後跟牢牢貼著地面。頭看天空，吸氣。

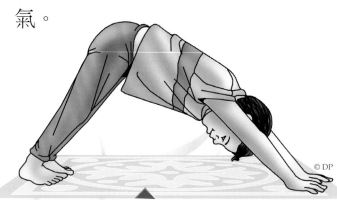

姿勢5：呼氣，右腿也向後伸。頭和頸在兩手之間的位置。抬起腰腹部，頭放低，眼睛看著肚臍。

姿勢6：手指和腳趾保持在地面不動，用你的胸和膝蓋去碰地面。這個手、腳、膝蓋、胸部、下巴同時觸碰地面的體位稱為八點式。呼吸保持正常。

姿勢7：吸氣，抬起胸部，眼睛看天空。腰保持在地面上，兩腿和兩手臂伸直。

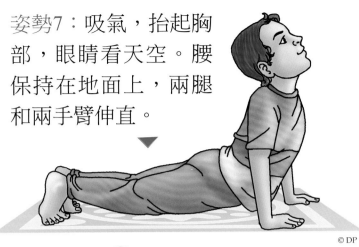

姿勢10：呼氣，右腳放在左腳旁邊。兩手前移到兩腳邊，放在地面上。如果可以，試著用你的前額去碰觸膝蓋（同姿勢3）。

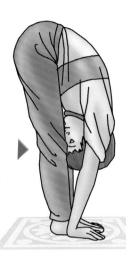

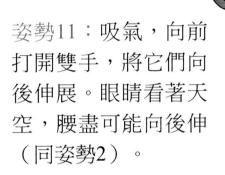

姿勢8：呼氣，兩腿往後，如圖所示。頭和頸保持在兩手之間的位置，抬起腰腹部，頭放低，眼睛看著肚臍（同姿勢5）。

姿勢11：吸氣，向前打開雙手，將它們向後伸展。眼睛看著天空，腰盡可能向後伸（同姿勢2）。

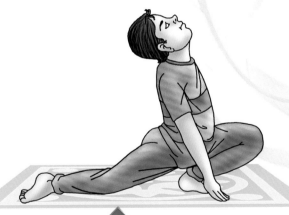

姿勢9：一邊下蹲，一邊把兩手放在胸的兩側。右腿向後伸。左腿保持在兩手之間，膝蓋在胸前，腳後跟貼在地面。眼睛看天空，吸氣。

姿勢12：面向東方以祈禱式站立，雙手在胸前合十（同姿勢1）。

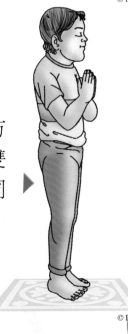

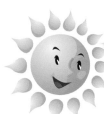

學習拜日式的益處

✦ 這是一個完整的練習，可以使所有身體器官和組織保持健康。

✦ 它使胃、腸、心、肺保持健康。

✦ 它使背椎和腰部保持柔韌，治療這些身體部位的不適。

✦ 它能增強身體的血液循環，淨化血液，緩解皮膚過敏和其它皮膚問題。

✦ 它能保持整體健康。因此，我們必須在每天清晨練習拜日式。

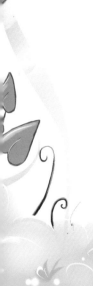

讓我們的身心更強壯

讓我們的生活一路向前，
在生命的每一天裡練習瑜伽。
讓我們唱著甜美的歌謠，
使我們的身心更強壯。
讓我們喚起內心的覺知，
用瑜伽的燭光點亮四方。
讓我們用愛國心的泉水，
澆灌文化和民族情感。
心懷真理，拒絕暴力，堅定不移，
讓每個人都吃素食，淨化身體。
讓我們唱著甜美的歌謠，
使我們的身心更強壯。

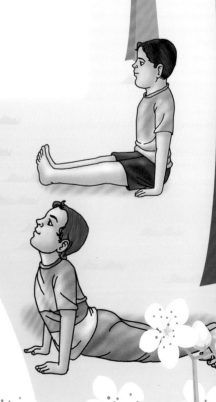

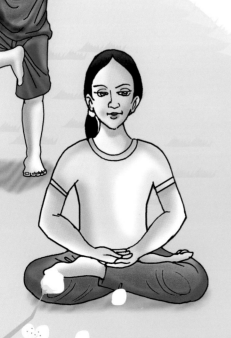

瑜伽體操

瑜伽體操包含12個步驟，完整地做下來可以鍛鍊到身體的所有部位。這些練習涉及到前後彎腰、側彎腰、坐、走、跳等動作。

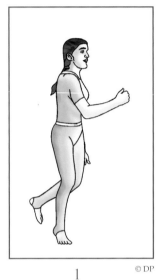

1　© DP

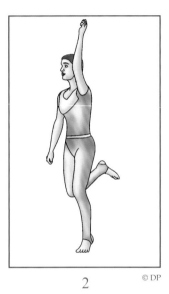

2　© DP

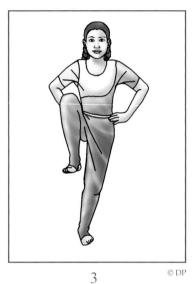

3　© DP

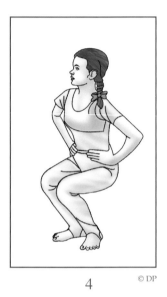

4　© DP

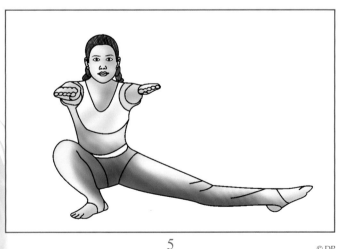

5　© DP

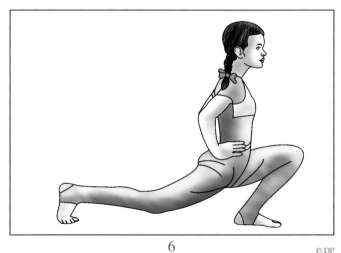

6　© DP

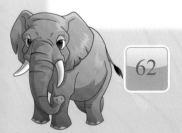

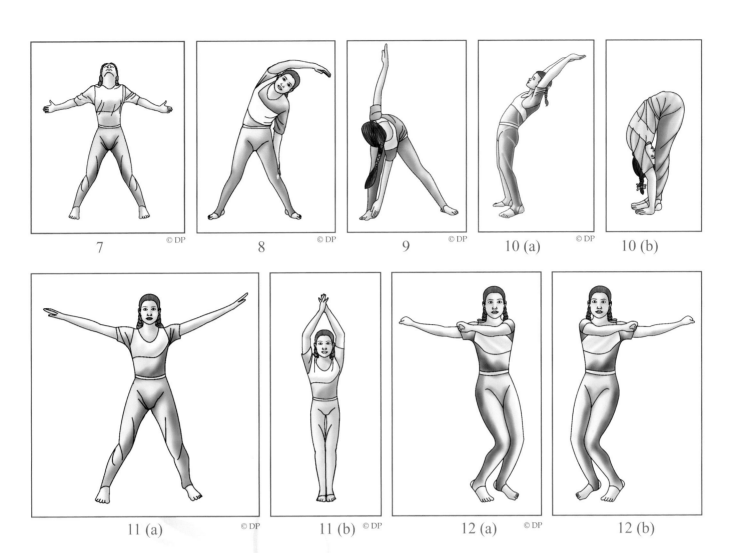

7 © DP 8 © DP 9 © DP 10 (a) © DP 10 (b)

11 (a) © DP 11 (b) © DP 12 (a) © DP 12 (b)

注意：瑜伽體操需要練習10-15分鐘，可以早上練習，也可以晚上練習。必須在空腹的時候練習。

益處

✦ 身體各部分會變得更活躍、更健康。

✦ 身體會變得靈活、強壯。

✦ 骨骼和關節變得強壯、健康。

讓我們向前進

河水向前奔流不停，
教我們前進永不停駐；
越過邊界向前行，
散播知識的光明；
只要持續勇往直前，
總能收穫最好的成就。

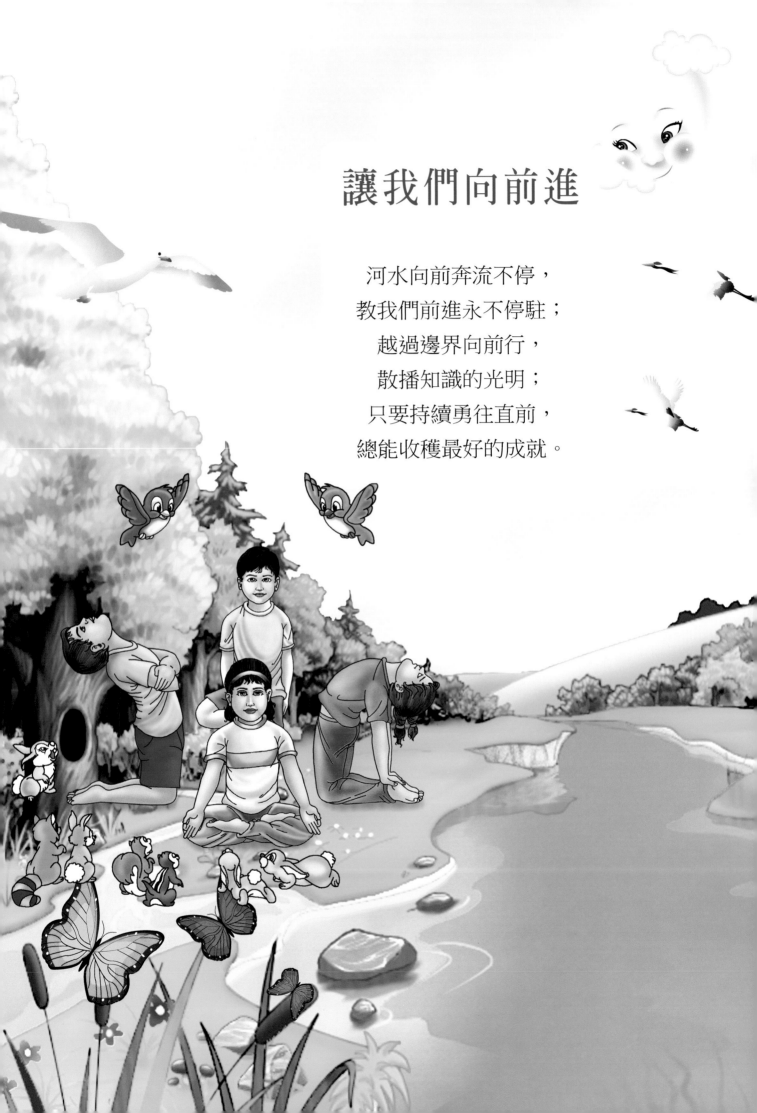

在瑜伽中，手部動作非常重要。在冥想過程中擺出的不同手部動作稱為「手印」。

單詞「手印」（Hastamudrā）由兩部分組成：「Hasta」和「Mudrā」。這裡，「Hasta」的意思是「手」，「Mudrā」的意思是符號或構造。在這一節中，你們會學到兩種手印，蓮花手印和智慧手印。這兩個手印和五種元素有關。

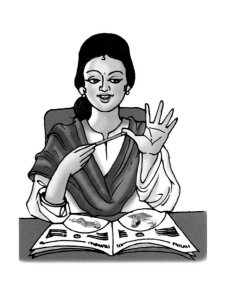

在學習手印之前，讓我們先來瞭解我們的五根手指和對應的五種元素。

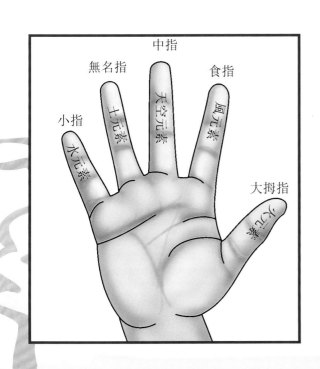

我們的五根手指：

孩子們！這個世界是由五個元素組成的：火、風、天空、土壤和水。我們的身體也包含這五種元素。我們的五根手指保持著這五種元素的平衡。大拇指代表火，食指代表風，中指代表天空，無名指代表土，小指代表水。

手印的做法

1. 蓮花手印

Padma是蓮花的意思。蓮花是純潔和美麗的象徵。當手指展開成蓮花的樣子，就形成了蓮花手印。

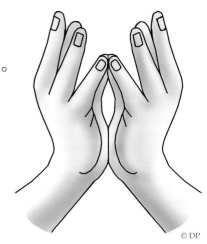

© DP

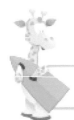 ## 讓我們這樣做

1. 首先以蓮花坐的姿勢坐下。
2. 現在，把雙手的手指靠在一起。
3. 接著，將兩隻手的大拇指和小指碰到一起，如圖所示，其它手指保持相對，並且張開。
4. 閉上你的眼睛。
5. 練習這個姿勢2-5分鐘。

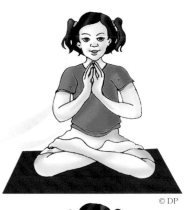

© DP

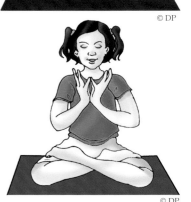

© DP

 ## 益處

✦ 這個手印使生命能量傳導到身體裡。
✦ 它能控制身體的體溫。
✦ 這個手印控制泌尿系統的異常。

2. 智慧手印

這個增強記憶力和知識的手印就稱為智慧手印。

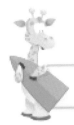

讓我們這樣做

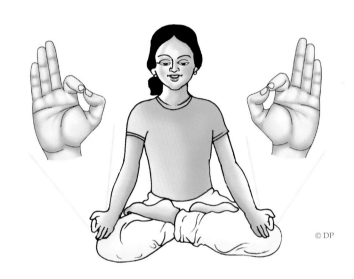

1. 金剛坐或簡易坐等舒適的姿
   勢坐下。
2. 現在，用你的大拇指指尖去
   碰食指的指尖。剩餘三根手
   指伸直，如圖所示。
3. 保持這個姿勢至少5-15分鐘。

© DP

益處

✦ 促進智力發展。
✦ 提高記憶力，增強孩子的學習興趣。
✦ 矯正行為；讓易怒、沮喪、驕縱的孩子脾氣變好。
✦ 保持心智平靜和愉悅。
✦ 神經系統變得強壯。
✦ 治療頭痛和失眠。

智慧手印的使用

指導老師教孩子們練習需要集中注意力的調息法時，應鼓勵孩子們使用
智慧手印。

在玩耍中練習瑜伽

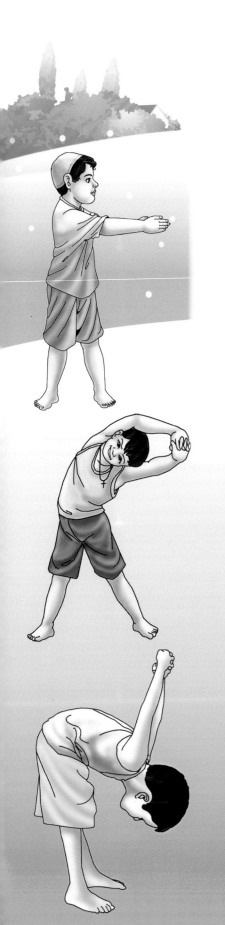
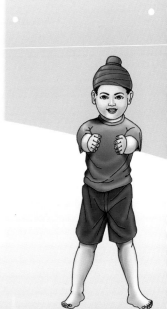

一邊玩耍一邊練瑜伽，
你會變得健康又快樂。
每天吃營養的食物，
用飲食改變了全世界。
保持衛生好習慣，
受到所有人的歡迎和喜愛。
歌頌自然，成為偉大的人，
和世人和睦相處。
每天堅持練瑜伽，
變得快樂、健康與和善。

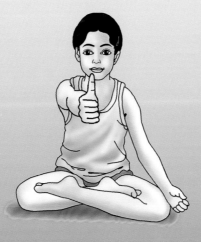
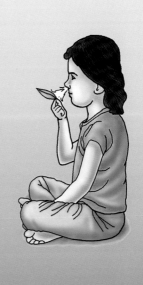
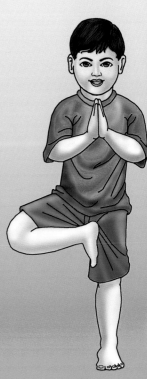

孩子們！有很多種方法可以感受我們的呼吸：

把你的手掌靠近鼻子，試著感受你的呼吸。你感覺到了什麼？

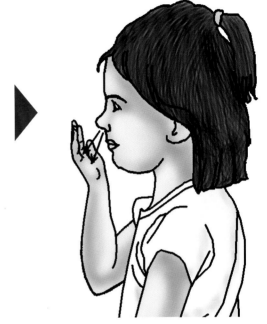

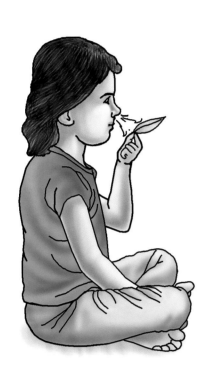

取一片柔軟的樹葉或一張乾淨的紙，靠近你的鼻子，看看發生了什麼？它被吹動了嗎？

捧幾片玫瑰或金盞花瓣或者枯葉在手掌裡，吹一下它們，看看會發生什麼？

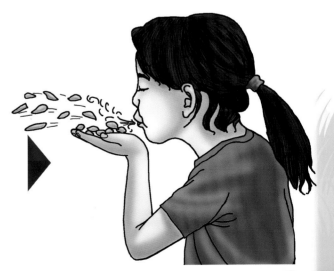

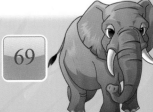

「我能感覺到你的呼吸」

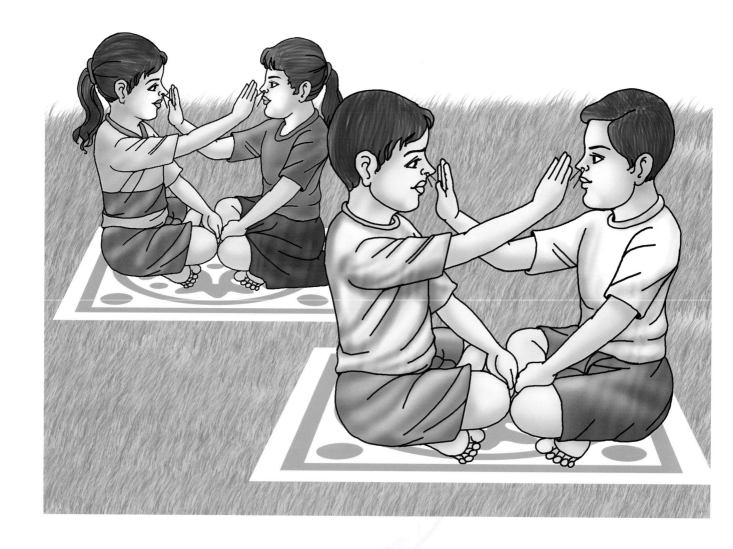

討論：在這張圖的幫助下，讓孩子們學習呼吸的過程。

問他們，當他們吸氣時感覺到什麼？當他們呼氣時感覺到什麼？

孩子們在一些練習之後將有能力回答這些問題。

讓孩子們圍在一起坐下。讓他們自然地呼吸。接下來，他們要練習深呼吸，即深深地吸氣和深深地吐氣。

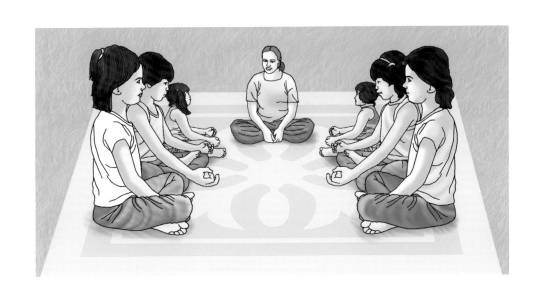

接下來，雙手手指交叉往前伸。吸氣時向前伸展，吐氣時收回來。

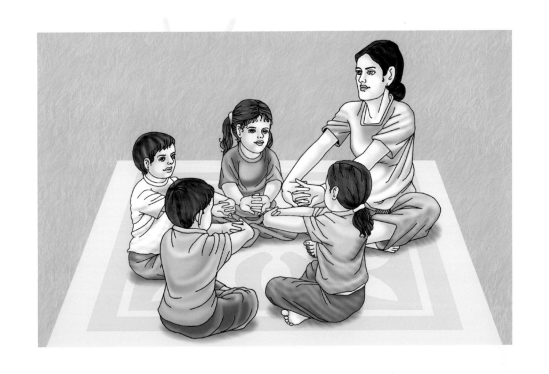

現在，雙手舉過頭頂，伸展你的身體，保持這個姿勢一段時間。吸氣時往上伸展，吐氣時手放下。

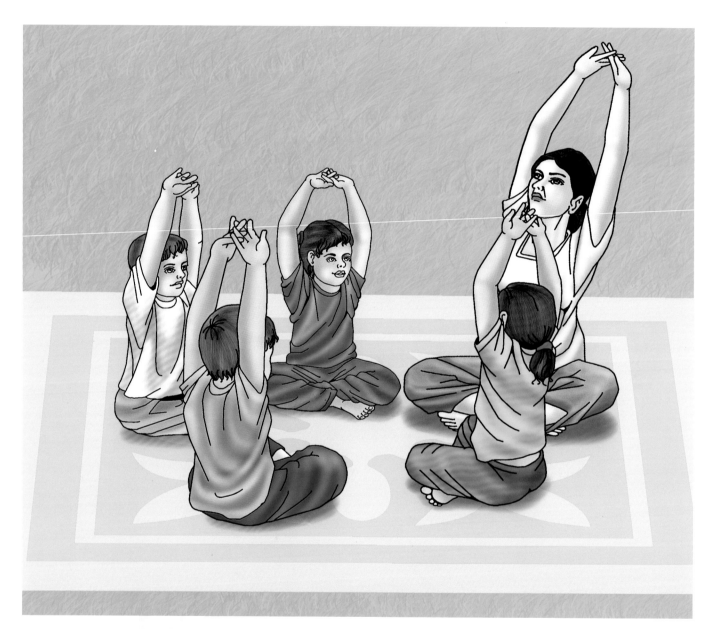

遊戲：訓練你的呼吸

10

呼吸練習-1

讓我們一起來玩這個特別的遊戲，
我們把手指像火車一樣繞著軌跡畫圈！
來吧！親愛的孩子們，讓我們藉由這個遊戲訓
練我們的呼吸。

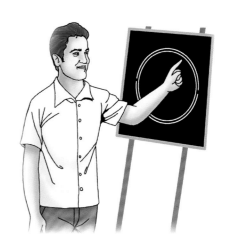

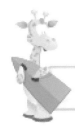

讓我們這樣做

1. 舒服地以任何姿勢（體位）坐
   著，或是坐在椅子上。
2. 現在把你的手指放在箭頭1的尾
   端，慢慢呼吸。一邊吸氣，一
   邊把你的手指移到箭頭1的尖
   端。
3. 當你來到箭頭2的尾端時，慢慢
   地呼氣，把手指移到箭頭2的尖
   端。

注意：做這個呼吸練習5-10次。

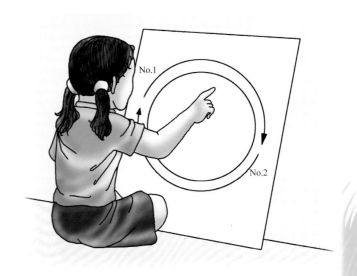

呼吸練習-2

讓我們一起來玩這個特別的遊戲，
我們讓火車沿著正方形運行，
來吧！親愛的孩子們，讓我們開始，
藉由這個遊戲訓練我們的呼吸。

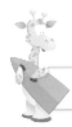

讓我們這樣做

1. 孩子們，把你們的手指放在箭頭1的尾端。現在，一邊吸氣，一邊把
   手指移到箭頭1的尖端。
2. 記住，你要在慢慢前移的過程中吸氣。
3. 然後從箭頭2的尾端開始吐氣，一邊吐氣一邊慢慢到達箭頭2尖端。
4. 以同樣的方式，沿著箭頭3和4，慢慢吸氣和吐氣。
5. 重複這個練習5-10次。
6. 老師們應該特別關注學生做練習時的動作銜接。

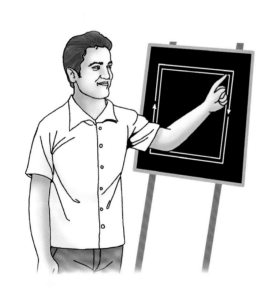

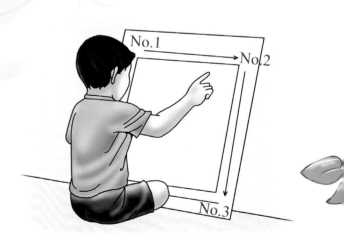

✦ 孩子們藉由這個練習，學習使用固定的節奏和時間呼吸。
✦ 他們會享受這個練習。
✦ 這是個有趣的練習，可以讓全班注意力集中。

給老師的建議：讓孩子們記住這些動作。「吸氣」、「吐氣」和「閉氣」可以藉由下面這首詩歌來記憶。

呼吸瑜伽

✦ 當我們吸入空氣時，就叫做「吸氣」。
✦ 當我們呼出空氣時，就叫做「吐氣」。
✦ 當我們閉住呼吸時，就叫做「閉氣」。

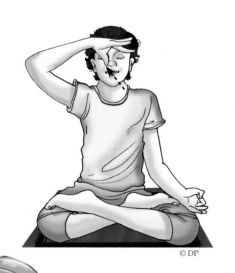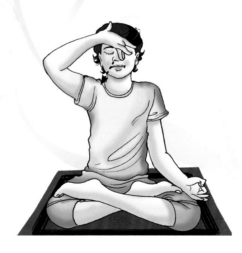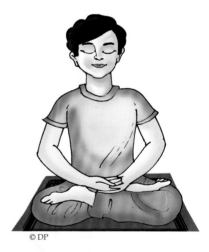

© DP
© DP

11

調息

Prāṇāyāma（調息）一詞由兩部分組成：Prāra和Āyāma。Prāṇa是指空氣在體內流動以維繫生命，而Āyāma意味著控制。因此，Prāṇāyāma的意思就是對吸入和呼出生命所必需的空氣這一過程進行控制。控制呼吸有助於去除我們身體的病痛。我們可透過調息保護自己，它使我們的身體保持健康。

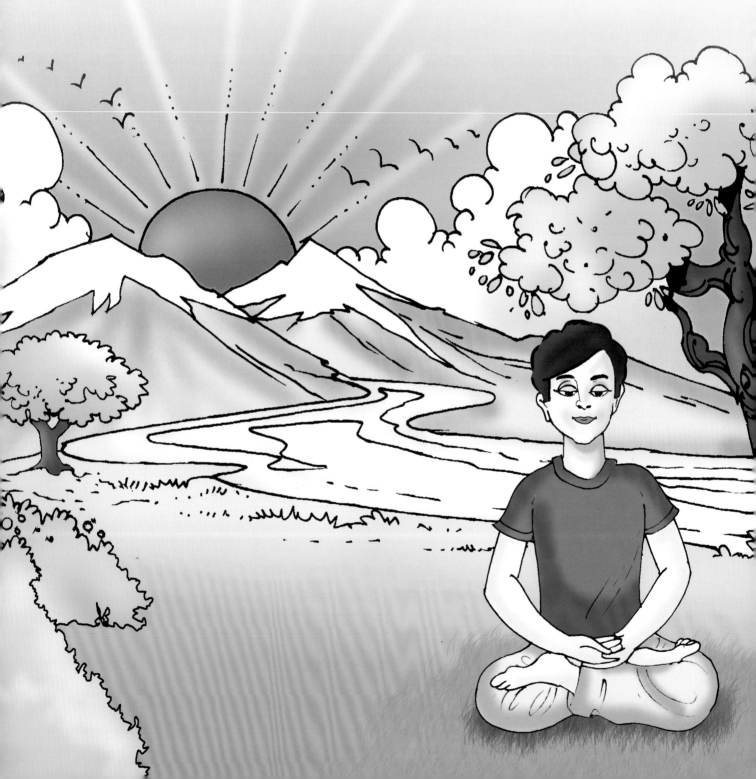

調息的基本規則

練習調息之前，請仔細閱讀以下說明：

1. 在清晨日出時分和傍晚日落時分練習調息是非常有益的。
2. 用來坐下練習調息的地方必須清潔衛生，空氣流通，最好是開闊的場地或近水的地方（河岸、湖邊等）。坐下的位置必須是平地。
3. 在污染嚴重的城市，應選擇空氣相對潔淨的地方練習調息。點上線香、酥油燈或印度沒藥作為熏香。
4. 可以鋪一張床單、毯子、墊子或類似橡皮墊那樣柔軟乾淨的材質，坐在上面進行調息練習。這些物品的材料必須不導電。

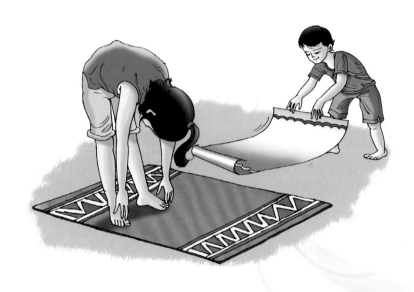

5. 練習調息時請保持頸部、背部、胸部和腰部的正直。儘量選擇可以使自己坐得更久的體位，比如簡易坐、金剛坐或蓮花坐。

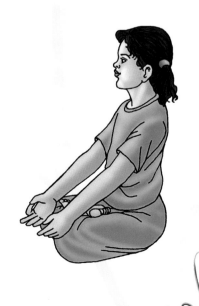

6. 如果你不能交叉腿坐著，也可以坐在椅子上練習調息。記得，要挺直脊椎。不要在站著或走路時練習調息。

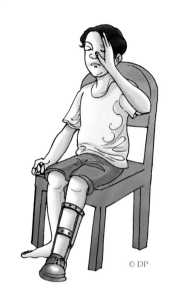

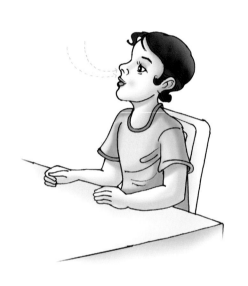

7. 始終透過鼻子呼吸，因為它會過濾吸入的空氣。不要使用嘴巴呼吸。即使不是練習狀態，我們在平時生活中也應養成用鼻子呼吸的習慣。調息練習不能太快也不能太慢。

8. 練習調息的兒童必須照顧好飲食。不要讓他們吃薯條、熱狗等速食，而應食用純淨的素食，以酥油、植物油或奶油進行烹飪，並且適量食用水果、蔬菜和牛奶。

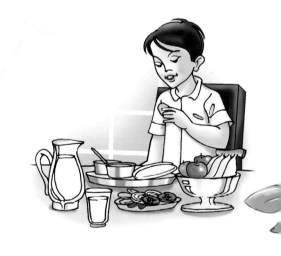

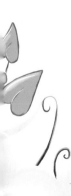

風箱調息法

Bhastrikā是指金匠用來鼓風的設備,也就是風箱。這種調息法以此命名,因為在這個調息過程中,呼氣和吸氣都是在快速和高頻率中完成,和金匠或鐵匠的鼓風設備非常相似。

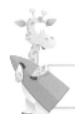

讓我們這樣做

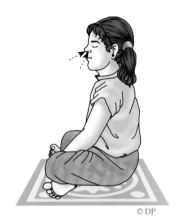

1. 以一個集中注意力的姿勢坐下,比如蓮花坐或簡易坐。
2. 現在,用兩個鼻孔盡可能多地吸氣。接著,用盡全力吐氣。
3. 這個調息方式可根據身體的耐力情況分三種方式進行:慢速,中速和快速。心肺薄弱的孩子,必須使用慢速練習。練習這個調息5分鐘。

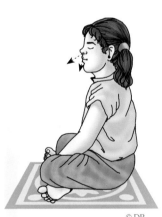

益處

→ 這種調息法對治療兒童咳嗽、感冒和過敏症狀非常有效。
✦ 肺會變得強壯,頭腦和心臟持續接收新鮮空氣後會變得更健康。

聖光調息法

聖光（Kapālabhāti）這個詞由兩部分組成，Kapāla和Bhāti。Kapāla的意思是前額或大腦。Bhāti的意思是光亮、力量、光澤。定期練習這種調息可以使臉上和前額煥發光彩。

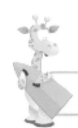

讓我們這樣做

1. 用蓮花坐的姿勢坐下，閉上眼睛。
2. 孩子們！請記住，調息過程中你需要把注意力放在吐氣上面。自然進入肺裡的空氣需要用力排出。

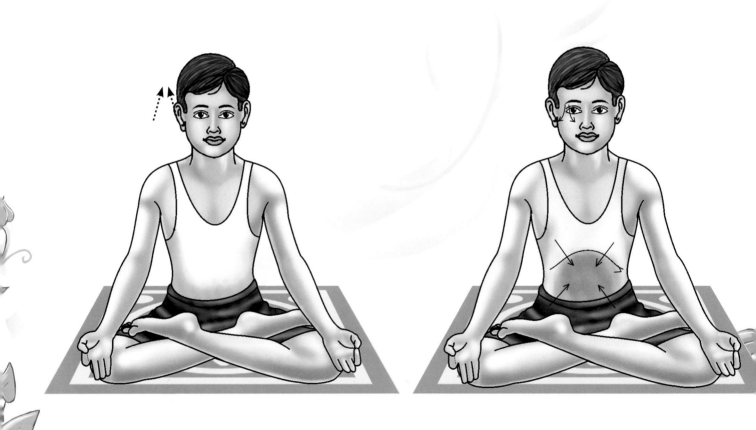

3. 做這個練習時，你的上半身也會有節奏地鼓起和收縮，這可以有效地按摩內臟器官。
4. 練習調息時，要正面思考：「當我呼出空氣時，我也同時排出了疾病、毒素等等。」
5. 練習調息至少5分鐘。無法用力呼氣的同學可以量力而為。

益處

✦ 可以增強臉部的光澤和美麗。
✦ 心靈沉靜下來，幸福愉悅，遠離負面和消極的情緒。
✦ 治療呼吸紊亂，控制肥胖。
✦ 使頭腦、腹部、心臟、肺部變得強壯。

清涼調息法

這個練習可以提供清涼的感覺，因此得名。

讓我們這樣做

1. 用蓮花坐或簡易坐姿勢坐好，閉上眼睛。
2. 伸出舌頭，把它卷成圓筒狀。

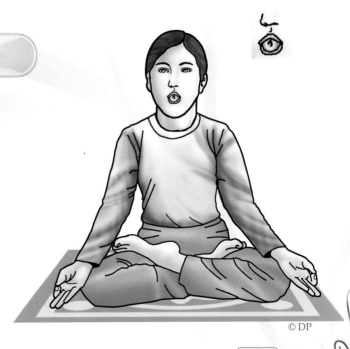

©DP

3. 吸氣的時候使空氣通過舌頭，讓肺部完全充滿空氣。
4. 在這個狀態下屏住呼吸一段時間。
5. 現在，透過鼻子慢慢呼出空氣。呼氣的時候舌頭保持在口腔裡。
6. 再來一遍，伸出舌頭卷成圓筒狀，吸氣，使肺部完全充滿空氣，收回舌頭，透過鼻子呼出空氣。

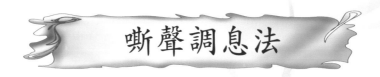 益處

✦ 治癒喉嚨和舌頭相關的疾病。
✦ 是夏天控制體溫的最佳調息方式。
✦ 總是覺得自己嗓子乾癢或出汗過多的學生，可以從這種調息法中受益。
✦ 可用來治療口齒不清的學生。

嘶聲調息法

練習這個調息法時，需要發出「嘶——」的聲音，因此稱為嘶聲調息法。

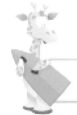 讓我們這樣做

1. 挺直坐正，以蓮花坐或簡易坐坐著。
2. 現在，舌頭頂住上顎，牙齒咬緊，張開嘴唇。

3. 現在，透過嘴巴慢慢吸氣，發出「嘶─嘶─嘶」的聲音。使肺部充滿空氣。

4. 現在，透過鼻子釋放空氣。呼氣時嘴巴緊閉。

5. 重複這個練習8-10次。這個調息法不要在冬天練習。

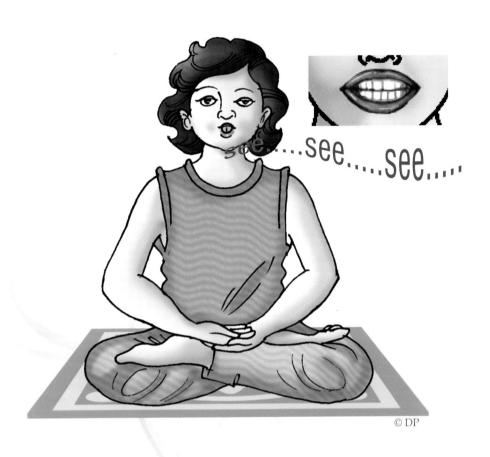

 益處

✦ 經常犯睏的學生必須練習這種調息，它能減少睏意，使身體保持涼爽。

✦ 它對牙齒和牙齦問題有治療作用，比如化膿等。

✦ 也能緩解喉嚨、嘴巴和舌頭的不適症狀。

蜂鳴調息法

在這種調息方式中，會發出大黃蜂那樣的嗡嗡聲，所以稱為蜂鳴式調息法。

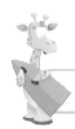

讓我們這樣做

1. 以能集中注意力的姿勢坐好，比如蓮花坐或簡易坐。
2. 徹底吸氣，使肺部充滿空氣。用大拇指堵住耳朵。雙手的中指放在鼻子根部靠近眼睛的位置。
3. 閉上眼睛慢慢呼氣，一邊發出嗡嗡聲。不要張開嘴巴。直到所有空氣排出，發出「嗯——」聲音的節奏應該自始至終保持一致。

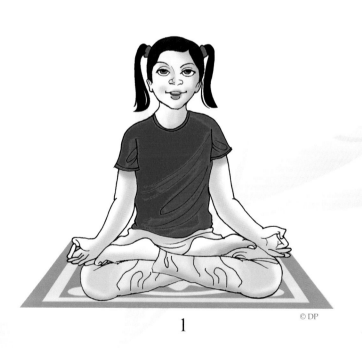

1

© DP

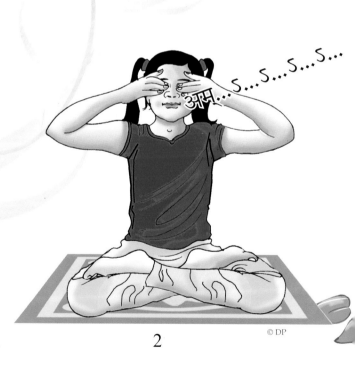

2

© DP

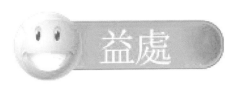
益處

✦ 有益於提高學習的興趣和專注力。
✦ 增強記憶力和智力發展。
✦ 緩解頭痛、失眠和精神壓力。

左右鼻孔交替呼吸調息法

在這個調息過程中，從一個鼻孔吸氣，從另一個鼻孔呼氣，交替進行，因此稱之為左右鼻孔交替呼吸調息法。

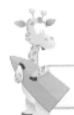
讓我們這樣做

1. 用蓮花坐或簡易坐等冥想的姿勢坐著，閉上眼睛。
2. 現在，用右手拇指按住右邊的鼻孔，用左邊的鼻孔吸氣。

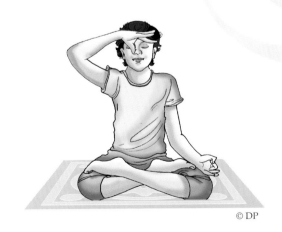
© DP

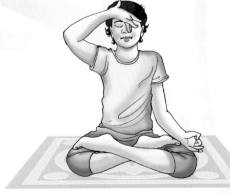
© DP

3. 大量地吸入空氣後，用右手中指和無名指按住左邊的鼻孔，透過右邊的鼻孔徹底呼出空氣。這個動作叫做右鼻孔調息法。
4. 現在，使左邊鼻孔緊閉，從右邊鼻孔吸氣。再來一次，用右手拇指按住右邊鼻孔，從左邊鼻孔呼氣。這個動作叫做左鼻孔調息法。
5. 持續練習這個調息法至少5分鐘。

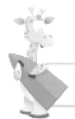
益處

✦ 淨化身體的所有神經。使身體健康、強壯、美麗。心肺功能變得強壯和健康。大腦更活躍，增強記憶力和注意力。

勝利調息法

據說這種調息法會帶來優越感，所以稱為勝利調息法（在梵文中，Ujjāyī的意思是勝利）。因為在這個調息過程中，會發出響亮的勝利歡呼聲。

讓我們這樣做

1. 首先，用蓮花坐或簡易坐等冥想姿勢坐下，閉上你的眼睛。
2. 在這個調息法中，吸氣時喉嚨會收縮。這會使喉嚨裡發出輕微的鼾聲。閉上嘴巴，用鼻子呼吸。

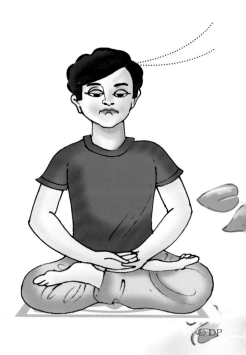

©DP

3. 為了發出聲音，需要在吸氣時用上顎抵住喉嚨口。

4. 用右手大拇指按住右邊鼻孔，透過左邊鼻孔呼氣。呼氣時不應該出現任何聲音。

5. 這個調息練習至少持續5分鐘。

 益處

✦ 這種調息法，對扁桃腺腫大的孩子，和經常感冒或患有流感和支氣管炎的孩子特別有益。

✦ 這對學習音樂的人也有好處。它能保持嗓子健康，使聲音更動聽、更響亮。

12

飲食的特性

飲食的基本規則

孩子們！如果你想要身體和心理保持健康，你必須認真對待以下飲食規則：

1. 吃飯前洗乾淨手、腳、嘴巴。不要狼吞虎嚥。帶著愉悅和平靜的心情去吃飯。細嚼慢嚥。

2. 吃飯時不要看電視，因為我們會不能專注在食物上，那樣會讓你生病的。

3. 不要在吃飯時講電話或一直聊天。靜下心來吃飯總是有好處的，食物要充分咀嚼，細心品嚐。

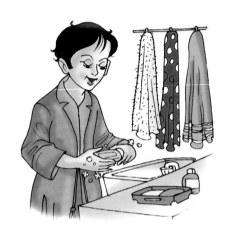

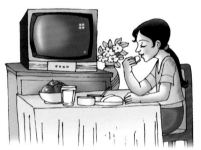

簡而言之，我們可以說，我們的行為和氣質取決我們所吃的食物。因此，我們的食物必須純淨、營養均衡。這就是為什麼我們常說：「我們吃什麼，就感覺到什麼。」

飲食對保持健康起到至關重要的作用。它幫助我們的身心成長發展。因此，我們必須食用營養均衡的食物。

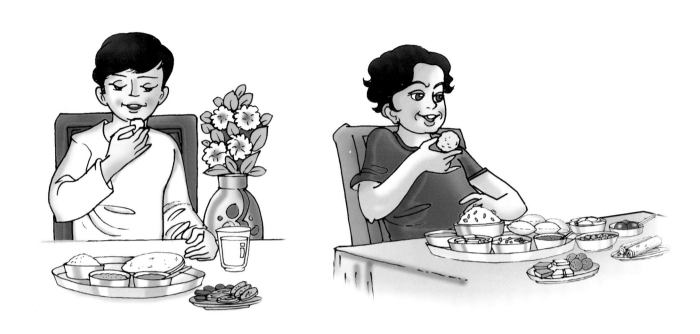

通常，人們認為好的食物應該要涵蓋油炸的和辛辣的食物，其實好的食物是指純素食食物。在瑜伽中，食物根據它們的特性分為三類：悅性食物，變性食物和惰性食物。

1. 悅性食物：包括水果、蔬菜、乾果、穀物、牛奶和乳製品，比如凝乳和優格等。這些食物給我們能量，使我們保持活力和警覺。不僅能增強我們的免疫力，還能提高智力。

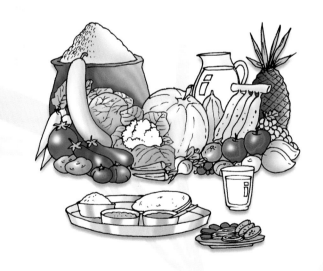

2. 變性食物：包括油炸、烘烤的辛辣食物，油膩的穀物，太燙、太涼、太辣或太鹹的重口味食物。

這類食物也能提供我們熱量，但同時會引起心臟疾病和肥胖問題。它對我們的心智也沒有好處。身體時常受到刺激，會使我們變得暴躁易怒。這種負面行為會大大影響我們的思考和工作潛力。

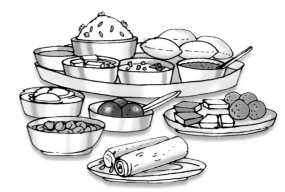

3. 惰性食物：包括隔夜的和冷藏的食物、肉類、雞蛋、燒焦的食物、碳酸飲料（市面出售的冷飲）以及酒精飲料（比如啤酒和葡萄酒）等。這類食物會使我們慵懶、悲傷，產生冷漠和暴力的行為。它對我們的抵抗力和身心發展都很不利。

因此，選擇食物應當考慮它的特性。

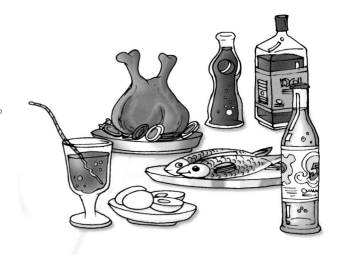

1. 早餐、中餐、晚餐的時間要固定。

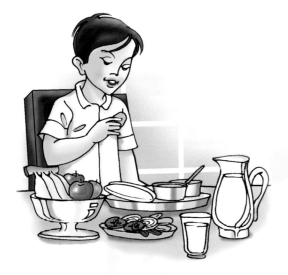

2. 避免進食時間紊亂、間隔很短的時間內吃吃停停、吃得太快而不把食物嚼爛、吃不新鮮的或太燙或太涼的食物。

安舒曼的神奇飯盒

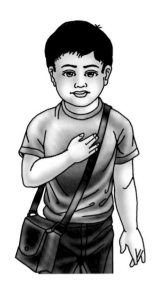

「嘿，我的朋友！看看我給你帶了什麼？」

快來！我們來問問這些水果怎麼介紹它們自己。

 我是一顆多汁的芒果。

 我是一顆石榴。

 我是可愛的薄荷。

 我是一塊生薑。

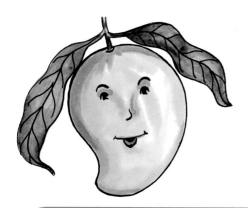

現在，讓芒果來說說它自己：

「在中文裡，我被稱作芒果。你能說出我在英語中叫什麼嗎？」

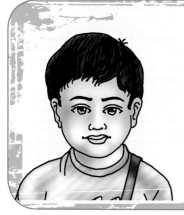

朋友們！芒果是一種多汁、多肉、香甜、富含維生素的水果。在印度有很多不同種類的芒果。自然成熟的果實既好吃又營養。芒果樹的不同部分都可以製成藥，比如種子、花朵和樹根。

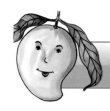

芒果的功效

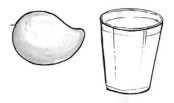

- 食用成熟的芒果可以幫助身體成長發育。
- 成熟的芒果與牛奶一起食用，可提供身體所需的全部維生素。
- 芒果可以淨化血液。
- 未成熟的芒果籽磨成粉，可製成腸道寄生蟲的驅蟲藥。
- 把芒果籽磨粉製成膏敷在皮膚上，可以治療昆蟲叮咬後的灼熱感和毒素的擴散。

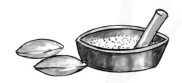

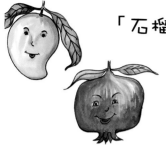

「石榴！現在換你介紹一下自己吧。」

「好的，朋友們！讓我介紹一下我自己。」
「在中文裡，我的名字叫石榴。我在英文中叫什麼，安舒曼你可以告訴我嗎？」

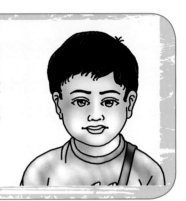

印度到處都能看到石榴，它富含好消化的果汁和維生素。石榴有兩種類別，一種是甜的，一種是酸的。它的果實、花朵、樹根、葉片的汁液，都能用作家庭醫療處方。

石榴的功效

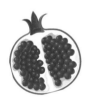

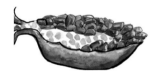

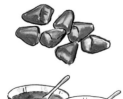

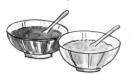

- 成熟石榴的果汁非常開胃。
- 它能使食物消化更規律，殺死腸道寄生蟲。
- 它能為身體提供能量。
- 石榴製成的酸辣醬可以清理消化系統。
- 石榴或果皮磨成的粉、葉子的汁液對治療腹瀉有幫助。
- 它能治療貧血，提高血液中鐵元素和血紅素的含量。

朋友們，你們已經認識了芒果和石榴。現在，我來向你們介紹健康的薄荷和生薑。

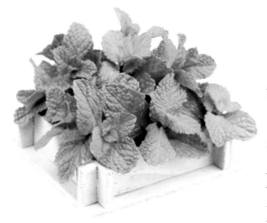

「看，這是一株薄荷。來讓我們瞭解一下薄荷的功效。」

它在梵文中叫作Putihā和Puten，英語中叫作Mint，中文叫作薄荷。

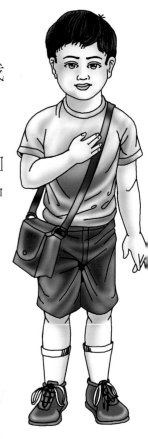

益處

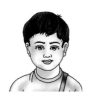

✦ 薄荷能提高免疫力。
✦ 薄荷葉能緩解頭痛、咳嗽和發燒。
✦ 薄荷葉製成的藥膏可以治療腹痛。

你可以在自己家裡種植薄荷，或者把它當作禮物送給朋友。

「看，這是一塊生薑。讓我們瞭解一下生薑的益處。」
它的梵文叫作Aadraka，英文叫作Ginger，中文叫作生薑。

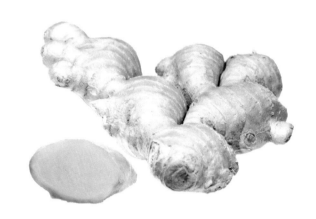

益處

✦ 生薑能提高免疫力。
✦ 它能防治感冒、咳嗽和發燒。
✦ 飯前把生薑搭配岩鹽一起食用，可以
   治療厭食症和各種胃腹部不適。

圓圈中的「OM」

這個遊戲要圍成三個圈。最外層的圓圈順時針旋轉，發出「阿（A）」的音。中間圓圈向逆時針旋轉，發出「嗚（U）」的音。最裡層的圓圈向順時針旋轉，發出「嗯（M）」的音。旋轉的速度漸漸放慢直到停止。但是「OM」的聲音要再持續一段時間。

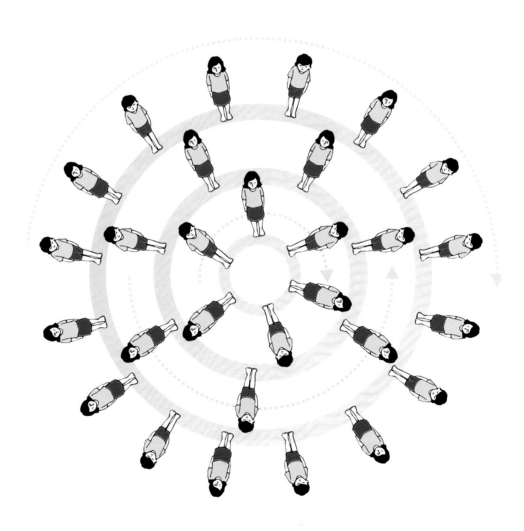

模仿動物的姿勢

孩子們可以在學會完美的瑜伽體位前先學習簡單的動物姿勢，比如鴕鳥、蜜蜂、青蛙等。這裡，我們舉兩個動物作例子：

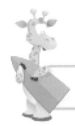

讓我們這樣做

鴕鳥的姿勢

站直，兩腳間要留一小段距離。慢慢地深呼吸。身體往前彎，雙手朝後方舉起。盡可能地張開手指。

頭部挺直朝前看。把身體重心落在腳趾上，吐氣。重複練習3-6次。然後，開始用鴕鳥的姿勢繞圈走。

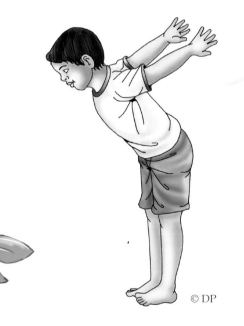

鴕鳥姿勢：單人練習

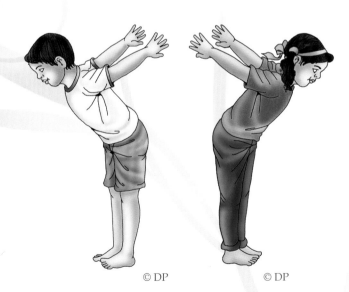

鴕鳥姿勢：雙人練習

慢慢增加你的速度，然後像鴕鳥一樣跑起來。這個遊戲可以單人練習，雙人練習，也可以團體練習。

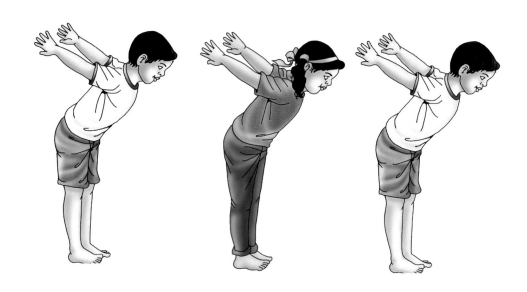

鴕鳥姿勢：團體練習

益處

✦ 這是鍛鍊脖子和背部最有效的瑜伽遊戲。
✦ 藉由這個體位可以增強平衡能力和提高注意力。

大黃蜂的姿勢

1. 在這個遊戲中，孩子們擺出大黃蜂的姿勢並模仿其聲音。
2. 雙腳併攏站直。朝前傾斜，身體和頭部保持在一條直線上。

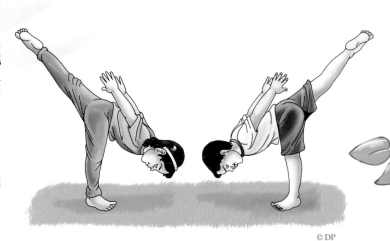

© DP

3. 右腳向後退一步，把腿抬起，使腿和身體在同一直線上。雙手放在身體兩側，掌心相對。在這個姿勢下深深吸氣，然後發出大黃蜂的聲音慢慢吐出空氣。回到初始位置，休息幾秒鐘，換另一條腿重複這個練習。

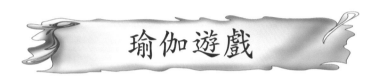

益處

✦ 提高身體平衡力和心思的專注。
✦ 增強腿部肌肉。

瑜伽遊戲

這個遊戲需要三個學生為一組。第一個學生閉上眼睛坐下。老師給第二個學生一張小紙條，上面寫著一個瑜伽體位的名稱。第二個學生把這個瑜伽體位做出來。第三個學生看好後把體位的名稱寫在第一個學生的背後。

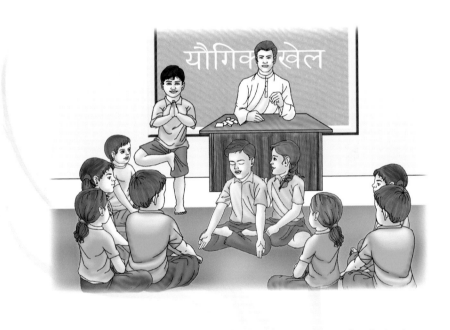

第一個學生感受背後的筆劃，辨認出這個瑜伽體位的名稱。舉個例子，如果紙條上寫的是蓮花坐，那麼第二個學生就要擺出蓮花坐的姿勢，然後第三個學生在第一個學生的背後寫「蓮花坐」三個字。紙條上的名字可以是自我控制的方法、遵行的內容或其它體位和調息法。記住，最好不要選太長的字，第二個學生寫在第三個學生的背上時要寫得慢，寫得清楚。

種植植物和美麗的花朵

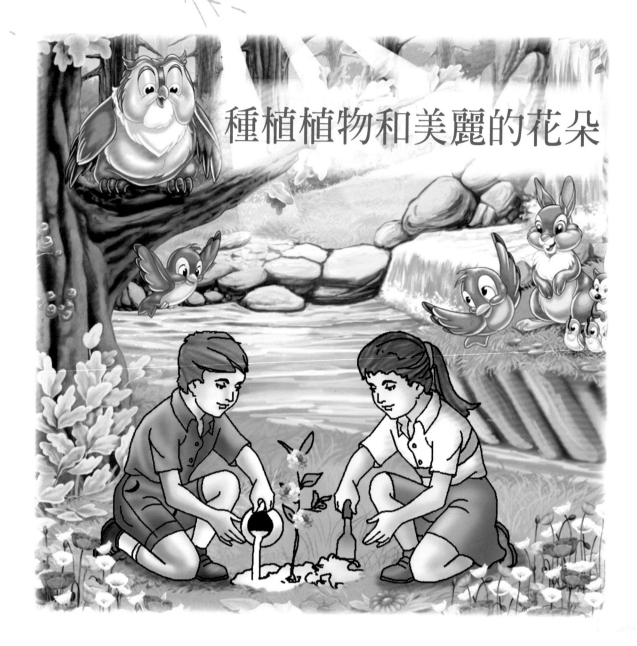

❖ 我們不能傷害小鳥和動物。

❖ 鳥巢是小鳥的家，永遠不要摧毀任何鳥巢。

❖ 我們應當用穀物餵養小鳥。

❖ 樹木和植物保護我們的環境，我們永遠不能亂摘樹葉和花朵。

❖ 我們應當種植樹木，並照料它們。

❖ 這樣做，我們可以使地球變得更美麗。

好孩子

這些是善良好孩子，
過著自律的生活。
瑜伽體位增活力，
變得健康又寬容。
對小鳥和動物有愛心，
受所有人喜愛與尊重。
不說謊，無暴力，說話有禮貌，
人人快樂自己更進步。

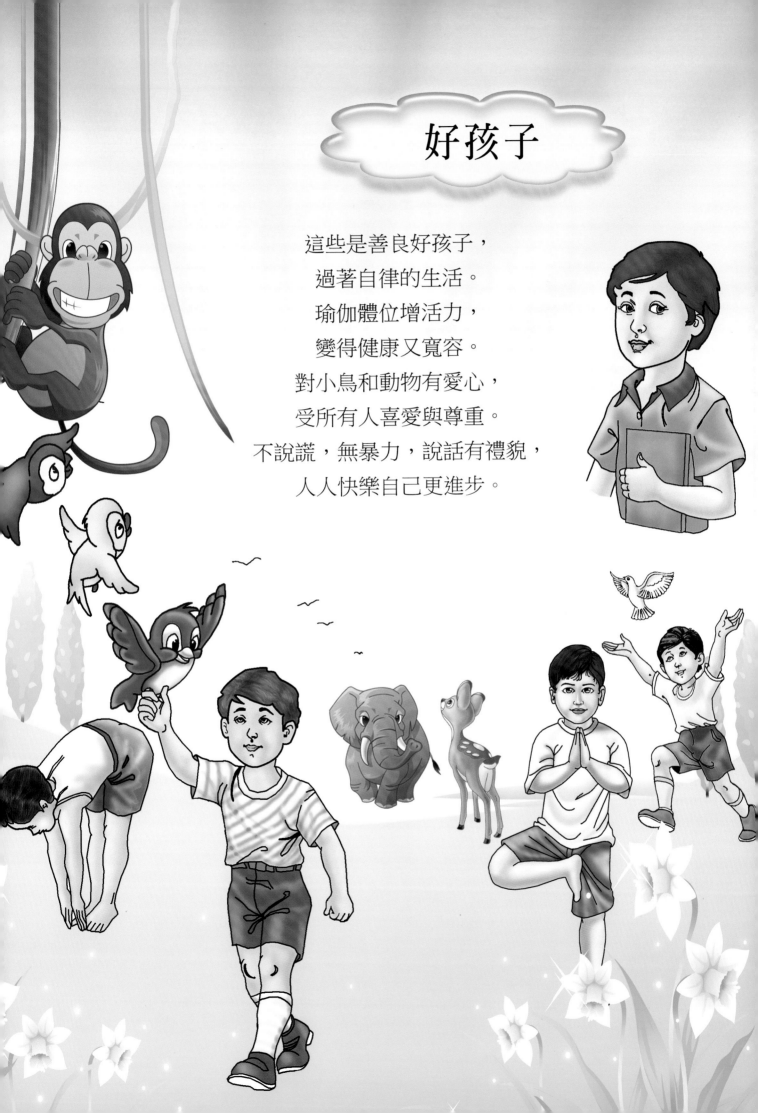

母親的教誨

阿倫生長在一個富裕的家庭。他每天穿著嶄新又昂貴的衣服。桑托斯很嫉妒阿倫，因為他也想要穿上阿倫那樣好看和昂貴的衣服。一天，桑托斯的媽媽看到桑托斯一臉消沉的樣子，就問他原因。桑托斯回答說：「阿倫有那麼多新衣服、新手錶，我什麼都沒有。」母親說：「親愛的孩子，你有兩套衣服和一隻手錶，並且你每天都能穿著乾淨的衣服去上學。」阿倫沉默地聽著。

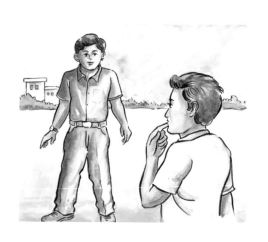

母親繼續說道：「你的成績總是排名班上第一，那個有錢的阿倫什麼時候拿到過第一？」桑托斯說：「媽媽，我懂你的意思了。我有足夠的東西滿足我的日常需要，我不應該拿我自己和其他人擁有的一切去比較。」想了一會兒後，阿倫補充道：「媽媽，我不為自己感到遺憾了，我會盡全力認真學習。」

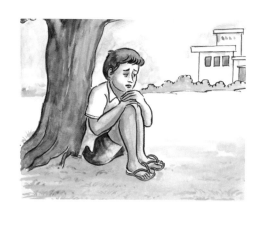

接受了母親的教誨後，桑托斯感到滿足和快樂。

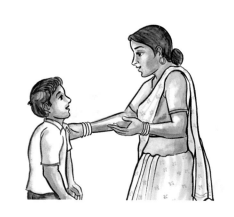

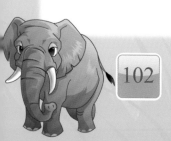

說話有禮貌

一天，拉傑穿著新衣服出門。他在路上遇到了他的朋友尼山特。看到拉傑的新衣服，尼山特批評說：「拉傑！你穿的這是什麼衣服？一點都不適合你。」拉傑聽後覺得很難過，決定回家去。

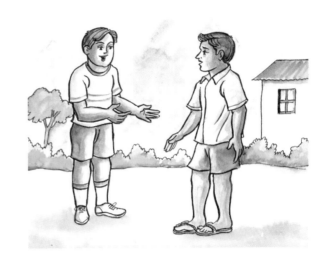

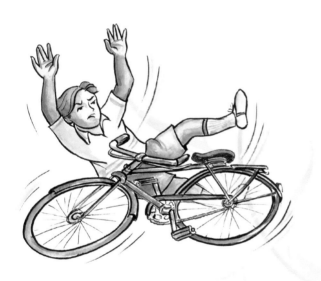

幾天後，尼山特騎著他的自行車，突然摔下來受了傷。拉傑看到他的傷口，批評道：「既然你不懂怎麼騎車，幹嘛還要騎？你這樣可能會撞到其他人啊。」

尼山特因為拉傑的這番話感到很不高興，但是他沒辦法作出回應，因為他想起自己幾天前也這樣取笑拉傑。

孩子們！這個故事要告訴我們的道理是，我們應該始終禮貌友善地對待他人，不要用言語傷害別人。

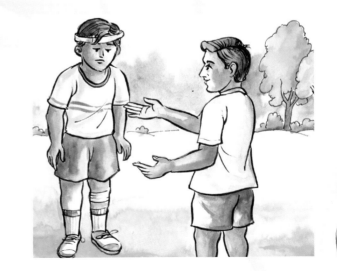

勤勞的高泊爾

高泊爾是個伐木工。他從森林裡砍伐樹木，拿到市場上去賣。
他的木柴售價非常低，所以賺的錢不夠他生活。
一天，當他正沮喪地坐在一棵樹下時，他觀察到一隻螞蟻正在試著爬樹。螞蟻向上爬一段距離，就又往下掉。儘管掉下去很多次，牠仍繼續努力往上爬。

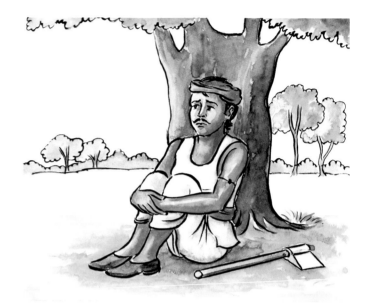

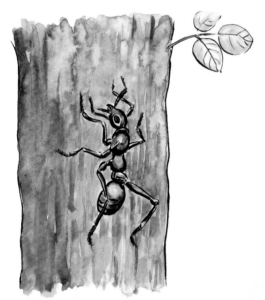

最後，牠成功了爬到上面，抓住垂下來的水果，吸吮果汁。
看到這一幕，伐木工心想，「即使失敗了無數次，這隻小小的螞蟻還在不知疲倦地向上攀爬，作為一個人類，我又何必為我的失敗如此傷心呢？」

從那天起，高泊爾更努力地工作了。他的辛勤勞動獲得了回報，他慢慢賺到不少錢。這使他過上了幸福的生活。

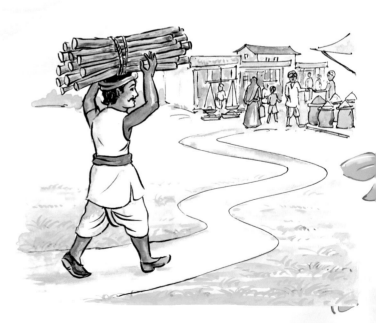

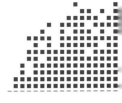

練習

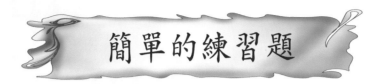
簡單的練習題

回答下列問題：

1. 請寫出眼部練習的益處。

_____

_____

_____

2. 我們應該怎樣保持眼睛清潔？

_____

_____

_____

3. 清潔耳朵時應該注意什麼？

_____

_____

_____

4. 請寫出顎部練習的益處。

_____

_____

_____

5. 請寫出頸部練習的益處。

----

6. 請寫出背部練習的益處。

----

7. 填空：

(1) 手部練習使 _____ 變得強壯。

(2) 藉由腳部練習，我們的身體保持 _____ 。

(3) 蝴蝶練習能增強 _____ 肌肉的力量。

8. 我的問題，你的答案……

想要提高血液循環，擺脫腳部和骨盆區域的疼痛，我應該採取什麼步驟？

----

9. 請將下列練習按正確的順序編號。

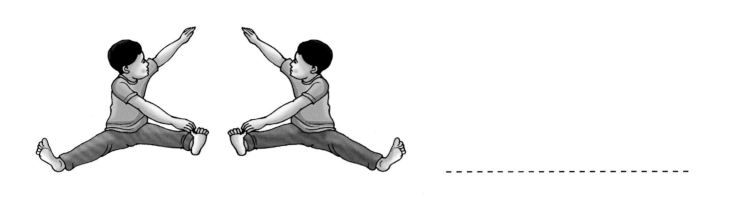

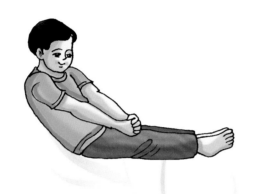

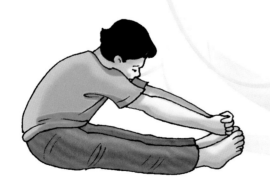

瑜伽體位

1. 請回答以下問題：

    (1) 練習瑜伽體位最佳的地點是哪裡？

    (2) 我們坐在什麼類型的墊子上練習體位？

    (3) 為什麼我們只能透過鼻子呼吸？

    (4) 練習體位時身體應該保持怎樣的狀態？

2. 為下列術語配對：

    (1) 體位　　　　　(a) 純淨和新鮮

    (2) 呼吸　　　　　(b) 提高柔韌性

    (3) 瑜伽地點　　　(c) 透過鼻子

    (4) 健康食品　　　(d) 開闊的場地，河邊或湖邊

3. 寫出每張圖中所示的體位名稱：

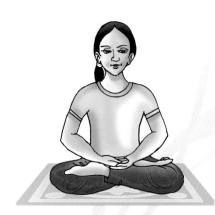
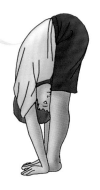

------------------　　　　　------------------

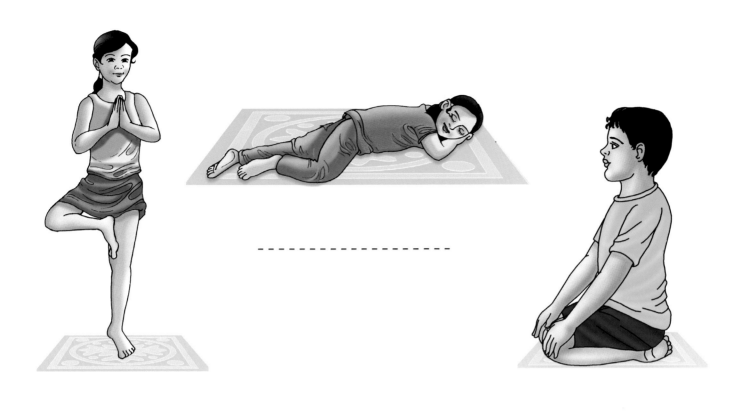

- - - - - - - - - - - - - - - - -

- - - - - - - - - - - - - - - - -   - - - - - - - - - - - - - - - - -

4. 寫出下列體位的益處：

　　a. 單腿平衡式 _____

　　　　　　　　 _____

　　　　　　　　 _____

　　　　　　　　 _____

　　b. 蓮花坐　　 _____

　　　　　　　　 _____

　　　　　　　　 _____

　　　　　　　　 _____

5. 試著做下列體位：

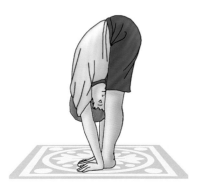

a. 手碰腳前屈伸展式

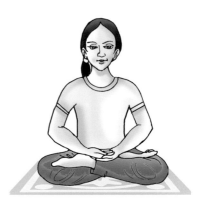

b. 蓮花式

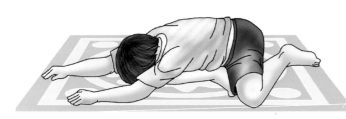

c. 動物休息式

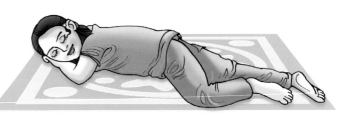

d. 嬰兒式

6. 你最喜歡哪個體位？請說明理由。

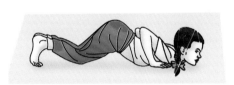

拜日式

1. 為下列體位排序，用「姿勢1」、「姿勢2」等表示。

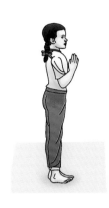

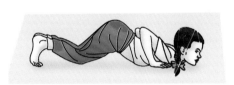

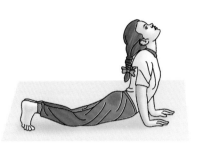

- - - - - - - - - - -   - - - - - - - - - - -   - - - - - - - - - - -

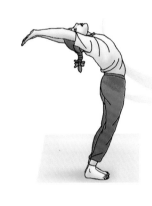

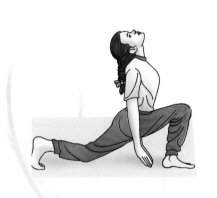

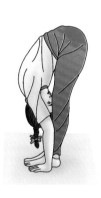

- - - - - - - - - - -   - - - - - - - - - - -   - - - - - - - - - - -

2. 請列舉拜日式的益處。

- -

- -

- -

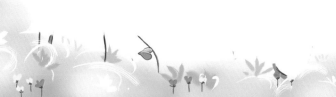
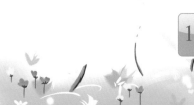

3. 根據以上題目中所寫的順序練習拜日式。

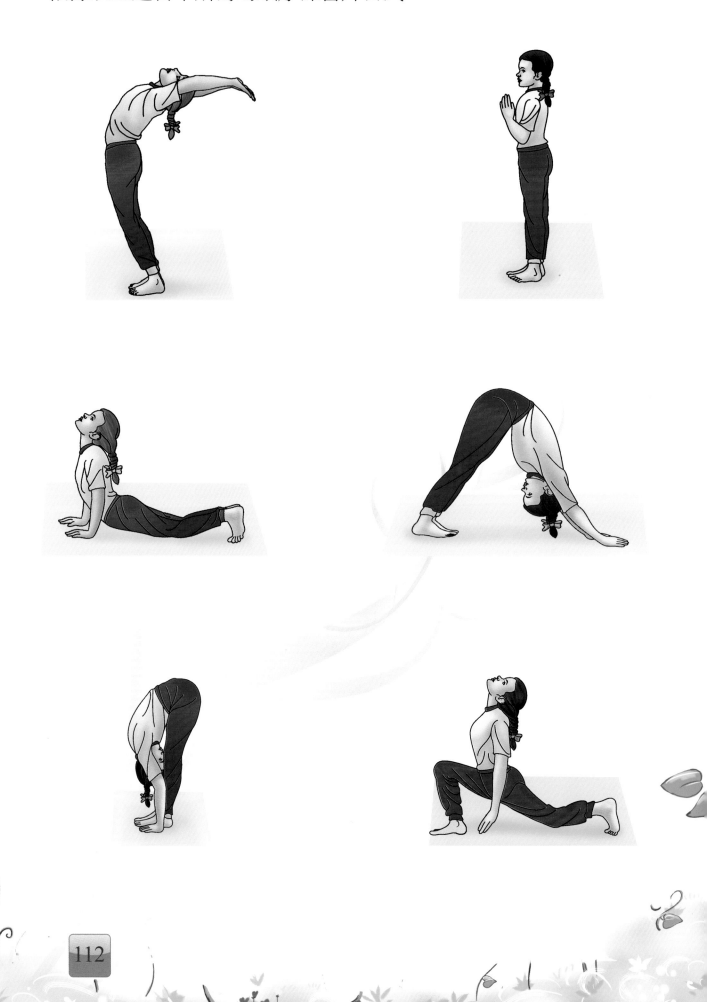

瑜伽體操

請回答以下問題：

1. 瑜伽體操一共包含幾個練習？

2. 闡述瑜伽體操的益處。

課堂活動

讓學生們分成小組，以小組為單位練習瑜伽體操。發現錯誤立刻糾正。做得好的孩子應得到掌聲。

討論：

拜日式和瑜伽體操有什麼區別？你更喜歡哪一個？為什麼？

手部動作（手印）

1. 辨認並寫出圖中的手印名稱。

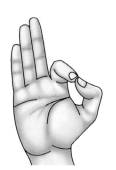 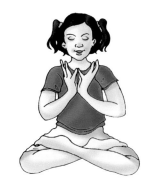

a. _ _ _ _ _ _ _ _ _ _ _ _ _   b. _ _ _ _ _ _ _ _ _ _ _ _ _

2. 在下圖中標出每個手指的名稱和所對應的元素。

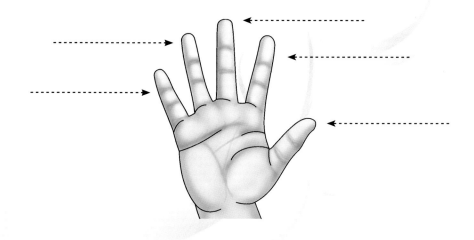

3. 描述以下手印的益處：

   a. 蓮花手印 _

   _

   b. 智慧手印 _

   _

調息

1. 回答下列問題：

    a. 為什麼需要練習調息？

    b. 調息應該在什麼類型的場地練習？

    c. 練習調息時應選用怎樣的坐姿和體位？

    d. 為什麼我們必須只透過鼻子吸氣？

    e. 練習調息時身體應該是什麼姿勢？

2. 看圖辨認調息法。

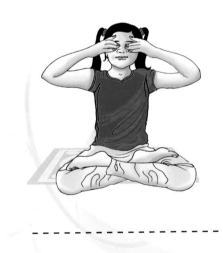

- - - - - - - - - - - - - - - - -

3. 請寫出下列調息法的益處：

    a. 左右鼻孔交替呼吸調息法 -

    -

    b. 嘶聲調息法   -

    -

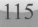

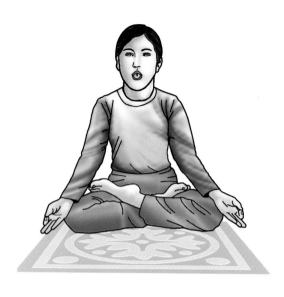
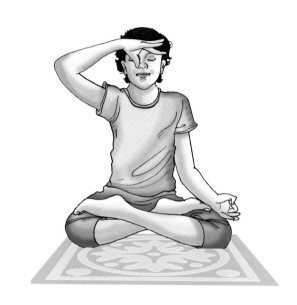

4. 解釋下列調息法或用動作示範：

　　a. 聖光調息法

　　b. 勝利調息法

給老師和家長的指導建議

簡單的練習

✦ 為了讓眼睛、耳朵、嘴巴和身體其它器官保持健康，遠離疾病，應該讓孩子們學習專為這些器官設計的簡單練習。

✦ 對於身體有殘疾或者生理上有局限的孩子，老師們可以決定練習的種類和持續的時間。對這些孩子的評估方式也要因人而異。

✦ 眼睛方面，在每個練習之後，眼睛應該休息30秒至1分鐘。

✦ 孩子們應當以簡單輕鬆的方式練習。當一個孩子無法完成某個練習時，不要強迫他完成。

瑜伽體位

✦ 下面這個部分，是對練習簡單的瑜伽體位的一些指示。建議老師們儘量讓孩子以簡單有趣的方式練習。這些體位對增強孩子身體和心理各方面能力非常有幫助。教師們應當在練習過程中經常觀察學生的呼吸和姿勢是否正確。給予學生清晰的指導。

✦ 體弱、身患殘疾的學生，或者長期患有某種疾病的學生，以及有特殊需求的學生，練習這些體位時可稍作變換，或給他們提供一些輔助。下一課包括一些簡單的體位，要求老師們根據上面的指示幫助學生完成這些練習。

拜日式

✦ 拜日式中的12種姿勢能讓全身都獲得運動。每個器官都能變得更強壯、更柔韌。它也能增強周身的血液循環。

✦ 為了使這些姿勢更有效，需要把注意力放在吸氣、吐氣和閉氣上。應以輕鬆簡單的方式教授這個練習。

✦ 鼓勵孩子們在早上練習拜日式。

瑜伽體操

✦ 瑜伽體操由12個動作組成，有助於身體保持活力，精神奕奕。

✦ 老師們應當運用圖片說明，讓孩子們理解和掌握每個動作。

✦ 應把注意力放在吸氣─呼氣的原則方法上。

手部動作（手印）

✦ 在這個部分，孩子們會學到各種手部動作，比如蓮花手印和智慧手印。儘管手印不是八肢瑜伽的一部分，但它們在瑜伽練習中仍然有重要的作用。它們在產生能量的過程和平衡身體的五種元素中扮演重要的角色。

✦ 老師們必須在課堂上創造出適合瑜伽練習的特殊環境，單獨用一節課專門教授這些手印。很重要的一點是，這些手印要配合調息法一起練習。

感受你的呼吸

✦ 呼吸在我們的生活中扮演著重要的角色。在八肢瑜伽中，呼吸的練習包含在調息法中。在這一章節，「感受你的呼吸」，孩子們已藉由不同動作，以一種有趣的方式感覺到他們的呼吸。之後，他們認識了「基本呼吸」的知識。

◆ 教孩子們合上嘴巴，透過鼻子呼吸。

◆ 讓孩子們分組坐在一起，老師應幫助孩子們一起收集玫瑰花瓣、金盞花花瓣、紙片等，為呼吸練習做準備。之後，孩子們開始練習怎樣吸氣和吐氣。

◆ 老師們應讓學生在自然呼吸後學習深呼吸，這樣他們就能在將來正確地練習調息法。

遊戲：訓練你的呼吸

◆ 在這一章中，我們試著用一個簡單的練習，介紹調息法（有控制的呼吸）初始步驟的知識。同時，我們描述了適合孩子們的簡單調息法（練習），比如勝利調息法和左右鼻孔交替呼吸調息法。

◆ 藉由練習調息，我們的肺部變得更加柔韌和強壯。簡單的呼吸和調息法分為三個層次：舒服自然地吸入空氣、保持住體內的空氣、釋放體內的空氣。在瑜伽術語中，這些分別叫做吸氣、閉氣和吐氣。

◆ 老師們應在嚴格的監督下鼓勵學生做這些呼吸和調息練習。

調息法

◆ 在這一部分，主要提供以下幾種調息方式的基本資訊和規則——勝利調息法、左右鼻孔交替呼吸調息法、風箱調息法、聖光調息法、嘶聲調息法、清涼調息法。

◆ 練習瑜伽體位和調息法之前，必須閱讀和瞭解基本規則。

◆ 它使心、肺和大腦更強壯。對緩解壓力、失眠、偏頭痛和其它神經系統問題非常有效。

◆ 正確的姿勢對練習調息法非常重要。因此，學生在練習體位和調息時，老師應仔細監督。

飲食的特性

✦ 這一部分以非常有趣的方式向孩子們介紹健康的飲食。飲食在瑜伽中非常重要。瑜伽練習需要結合悅性和素食食物，因為我們吃的東西會影響我們的思維和情緒。

✦ 孩子們應當認識到流行速食食品、垃圾食品和碳酸飲料的危害。

✦ 應當告訴孩子們在瑜伽規範中合理的吃飯時間是指何時，比如：

- 瑜伽應該在早上空腹或飯後3-4小時練習。
- 做完瑜伽練習15-30分鐘後才能進食和飲水。
- 為了練習瑜伽，也為了保持身體健康，孩子們必須攝取充足的牛奶、水果、湯、粥、沙拉、果汁等。

瑜伽遊戲

✦ 在這一部分，藉由簡單的瑜伽遊戲，鼓勵孩子們投入到瑜伽練習中，使他們產生興趣和熱情。一方面，這些遊戲起到娛樂的作用，另一方面，也能使孩子們輕鬆愉快地學習瑜伽。

✦ 關於這一部分提及的課堂活動，寫在紙條上的字跡必須清楚，孩子們必須在這之前已經練習過這個體位。體位法的名稱試著從簡單到複雜。

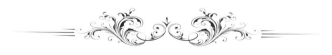